GUIDELINES FOR CREATIVE MINISTRY
THE ART OF CARING FOR THE SICK

창의적 보건 사목을 위한 지침
환자 돌봄의 기술

廣硏齋

이 책의 한국어판 저작권은 PIOUS SOCIETY OF ST. PAUL, INC.(2187 Victory Blvd., Staten Island, New York 10314-6603)와 독점 계약한 광연재가 소유합니다. 저작권법으로 한국 내에서 보호를 받는 저작물이므로 무단전재와 복제를 금합니다.

Korean translation copyright © 2022 by Kwang Yeon Jae. Korean translation rights arranged with PIOUS SOCIETY OF ST. PAUL, INC.

ISBN 978-0-8189-1357-0

© *Copyright 2013 by the Society of* St. PAUL.

Cover Image: Stained glass window showing the Good Samaritan, Holy Trinity Church, Skipton, Yorkshire, England, UK.
Image ID: KFAENW/ Contributor: Will Perrett / Alamy Stock Photo

GUIDELINES FOR CREATIVE MINISTRY
THE ART OF CARING FOR THE SICK

창의적 보건 사목을 위한 지침

환자 돌봄의 기술

아르날도 판그라치 신부 지음
Fr. Arnaldo Pangrazzi, Order of St. Camillus

가톨릭중앙의료원 영성구현실 옮김

한국어판을 내면서

사제로서 병원(가톨릭중앙의료원)에서 일을 시작한 지 어느새 16년의 세월이 흘렀습니다. 로마에서 공부를 마치고 돌아오자마자 이곳에 몸을 담았으니 사제 생활의 대부분을 병원 환경에서 보낸 셈입니다. 그간 아픈 이들을 돌보는 수많은 원목자들을 만났고 그분들과 함께 일했습니다. 그러면서 늘 새롭게 깨닫는 사실이 하나 있었습니다. 정말 많은 원목자들이 끊임없이 배움을 갈망하고 또 요청한다는 것이었습니다.

그동안의 경험으로 미루어 보건대, 그것은 어쩌면 매우 당연한 일일 수 있겠다는 생각이 들었습니다. 크게 두 가지 측면에서 그렇습니다. 하나는, 비록 예전보다는 훨씬 나아졌다고는 하지만, 우리나라에서 원목은 아직도 여전히 척박한 분야라는 사실입니다. 당연히 배움의 기회도 적고 전문서적을 찾아 읽기도 쉽지 않습니다. 다른 하나는, 병원이라는 낯선 환경 속에서 원목자들이 마주해야 하는 현실이 절대 간단치 않다는 사실입니다. 날마다 병고에 시달리는 이들을 찾아다니며 그들의 아픔을 직면하고 그들의 영혼을 위로하는 일은 정말 쉬운 일이 아닙니다. 적어도 상당한 수준의 전문적인 능력을 요구하는 일입니다. 그래서 정말 많은 원목자들이 배움에 목말라하고 있는 것입니다. 특히 원목에 처음 발을 내디딘 분일수록 더 그렇습니다.

이런저런 생각을 하고 있던 차에 2019년 2월, 인도 콜카타에서 거행된 '세계 병자의 날' 행사에 참여하여 한 권의 책을 소개받게 되었습니다. 바로 아르날도 판그라치 신부님의 『환자 돌봄의 기술(The Art of Caring for the Sick)』입니다. 저자인 아르날도 신부님은 성 가밀로 수도회(the Order of St. Camillus) 소속의 사제로서 로마 교황청립 국제보건사목신학 대학원(the International Institute for the Pastoral Theology of Health Care)의 교수를 역임하셨고, 또한 미국에서 상담·심리학을 전공하고 임상사목교육(CPE) 수퍼바이저로서도 다년간 활동하신 바 있는 다채로운 경력의 소유자이십니다. 아르날도 신부님께서는 콜카타 '세계 병자의 날' 행사의 특강 연자로서 당신이 쓰신 책을 토대로 인상적인 강의를 해주셨습니다. 그리고 당신 저서(이탈리아판)

를 제게 선물로 주셨습니다. 그리고 책이 영어로도 번역되었음도 알려주셨는데 그런 인연으로 신부님 책을 번역 출판하고 싶은 생각이 들었습니다.

이 책에는 아르날도 신부님의 풍부한 임상사목 경험과 명료한 사목적 성찰이 아주 간결하게 잘 정리되어 있습니다. 아르날도 신부님의 표현을 그대로 인용해서 설명하자면, "여러 가지 관행과 사목적 대화 분석, 사례 연구의 활용을 통하여 이론과 실천을 결합하고자" 한 것이 바로 이 책의 특징이라고 할 수 있겠습니다. 그렇다고 해서 이 책에 특별히 새로운 내용이 들어 있는 것은 아닙니다. 오랜 경험을 지닌 원목자라면 그간의 경험과 배움을 통해 알게 된 익숙한 내용들이 아주 짧고 간결한 메시지로 잘 정리되어 있음을 발견할 수 있을 것입니다. 요컨대, 이 책은 원목자라면 누구나 숙지해야 할 것들, 주의해야 할 것들, 익혀야 할 것들을 간추려 요약해 놓은 지침서와 같습니다. 따라서 경험 많은 원목자들은 이 책을 일종의 점검표처럼 활용할 수 있을 것이고, 원목에 처음 발을 내디딘 분들은 사목적 성찰과 실천을 위한 길잡이로 이 책을 폭넓게 활용할 수 있을 것입니다. 특히 아르날도 신부님이 각 장에서 빠짐없이 제시하고 있는 환자 방문 사례와 평가 그리고 질문들은 경험의 많고 적음을 떠나 모든 원목자들에게 구체적이고 실질적인 큰 도움이 되리라 생각합니다.

이 책을 우리말로 번역하고 출판하는 데에는 많은 분의 노력과 수고가 있었습니다. 초벌 번역을 맡아 애써주신 최문희 선생님, 우리말 원고의 교정과 윤문을 함께 해주신 가톨릭중앙의료원 영성구현실의 안향신 수녀님, 이건 부장님, 이기행 선생님께 이 자리를 빌려 진심으로 감사드립니다. 또한 이 책이 나오기까지 어려운 일들이 많았음에도 오랜 시간 아낌없이 도와주신 광연재 출판사 사장님과 직원분들에게도 감사의 마음을 전합니다.

2022년 9월
가톨릭중앙의료원 영성구현실장
김평만 신부

차례

한국어판을 내면서 v

들어가는 말:
보건 사목의 의미와 가치에 대한 이해 증진을 위하여 ix

I. 여정을 위한 성경 지도 1
II. 창조적 여정을 위한 나머지 세 가지 지도 13
III. 환자 돌봄과 교회 사명의 모범이신 예수 25
IV. 교회와 보건 사목의 새로운 초점 37
V. 오늘날 보건 사목의 증진과 조직 49
VI. 질병의 체험과 그 응답 63
VII. 환자와 소통하는 기술 77
VIII. 전인직 치유 91
IX. 사목 직무의 구체적 관심 대상 107
X. 의료진을 위한 사목 117
XI. 공동체를 위한 사목 125
　　착한 사마리아인의 기도 139

들어가는 말

"보건 사목의 의미와 가치에 대한 이해 증진을 위하여"

이 책은 보건 사목 종사자를 위한 안내서이자 동반자가 되는 것을 목표로 삼는다. 이는 곧 건강과 고통, 임종과 죽음이라는 복잡한 세계를 더 잘 이해할 수 있는 관점이나 창(窓)을 제시하고자 함이다.

보건 사목은 서로 다른 세 영역, 곧 예방prevention과 돌봄care과 회복rehabilitation의 영역을 포괄한다.

예방

예방은 건강한 생활 방식의 증진과 관련된다. 열린 소통을 통해 가정들을 돌보는 일, 구성원들이 서로에게 관심을 기울이도록 공동체를 치유하는 일, 사람들이 자연과 자연 자원을 존중하는 태도를 기르도록 환경을 보살피는 일이다. 이 모든 것은 우리가 소중히 여기면서 누려야 할 공동선으로 여겨진다.

돌봄

돌봄은 질병을 겪고 있거나 열악한 상황에 있는 이들을 돌보는 인간적, 전문적 역량을 발전시키는 데서 시작된다. 그들이 겪는 고통은 **육체적** 차원(일시적 질병, 만성적 질병, 말기 질병), **정신적** 차원(정신질환자), **영적** 차원(목표 상실, 공허감, 절망감), **사회적** 차원(가난, 소외, 방치, 수감) 등 여러 차원에 걸쳐 있다.

돌봄을 의료 제공이나 환자의 생물학적 요구 충족 등 신체적 문제의 해결에만 국한하지 않는 것이 중요하다. 돌봄은 전체적 차원이다. 돌봄에는 환자 개인의 문제와 관심사(인지적 영역), 질병의 사회적 영향력(개인적·직업적 역할과 가정에 미치는 의미), 심리적 반응(위기에 따르는 감정과 태도), 영적 자원(질병에 대응하는 데 쓰일 수 있는 종교적 내적 가치)에 관심을 기울이는 것이 모두 포함된다.

회복

회복은 환자와 가족의 요구를 세심하게 추적하여 보살피는 것에 관련된다. 특히 치료가 장기간에 걸쳐 이루어지고 질병에 대처하는 데 요구되는 것이 많을 때는 더욱 그러하다. 추적 돌봄은 가정이나 병원, 그 밖의 요양 시설 어디서든 이루어질 수 있다. 돌봄의 지속성을 보장하기 위해 의료 종사자와 정신보건 종사자들의 협업이 이루어진다.

완화 의료 프로그램은 슬픔의 여정에서 임종자들과 그 가족을 동행하는 돌봄의 좋은 모델로서, 자칫 잊히고 버림받았다고 느낄 수 있는 시기에 그들이 지지와 보살핌을 느낄 수 있게 한다.

이 책을 펴내는 목적은 보건 사목의 의미와 가치에 대한 이해를 증진하는 기틀을 제공하는 데 있다. 특히 보건 사목이 예수님의 치유 직무를 증언하는 중요한 길로서 조명받기 시작하는 나라들에서는 더욱 이런 역할이 필요하다.

서론에 해당하는 장들에서는 교회 사명의 성서학, 신학, 역사학적 틀 안에서 보건 사목을 살펴볼 것이다. 특별히, 환자와 그 가족들을 위한 적절한 사목적, 영적 돌봄에 관해 공동체의 인식을 일깨우는 중요한 주체인 성직자들에게 주목할 것이다. 그들이 기꺼이 인간적, 영적, 사목적 차원의 양성 과정을 밟는다면 더욱 효과적인 활동을 펼칠 수 있을 것이기 때문이다. 이는 단순히 선의와 자발성에만 의존하는 좋은 지향의 활동들을 뛰어넘는다. 고통의 세계는 그 세계의 봉사자들에게 겸손과 섬세함, 진정성을 지닌 사람들이 되도록 요구한다. 이는 타인에게 줄 수 있는 가장 소중한 인격적 선물인 경청의 능력을 키울 수 있는 바탕이 된다. 성직은 기도와 성사에만 국한될 수 없으며, 인간적 문화적 정서적 영적 차원에서 사람들과 관계 맺는 능력까지도 포함한다.

성직자들은 그리스도인 공동체를 대표하여 환자들을 방문하고 위로하는 다른 협력자들(수도자, 교리교사, 자원봉사자 등)을 불러 모으고 교육하며 감독할 채비를 더욱 잘 갖추기 위해 스스로 준비가 되어 있어야 한다.

나아가 이 책은 보건 사목이란 비단 환자뿐 아니라 환자의 가족, 의료인과 더 넓은 공동체까지도 아우른다는 것을 독자들에게 일깨워 준다. 직무 책임에 관한 이런 폭넓은 관점은 사목 종사자들에게 다양한 창의적 역할을 맡고 다양한 요구들에 대처하기 위한 효과적인 의사소통 기술을 발휘하도록 요구한다. 관찰과 경청과 응대의 능력은 돌봄 종사자들이 관계적 정서적 기술을 결합하여 적절한 영적 진단을 내릴 수 있게 할 것이다.

이 책에서는 여러 가지 관행과 사목적 대화 분석, 사례 연구의 활용을 통하여 **이론과 실천**을 결합하고자 하였다.

이 **사목 책자**는 교회 구성원(성직자, 남녀 수도자, 평신도)으로서 환자 돌봄에 몸담는 이들, 사목적 돌봄을 가르치는 이들, 전인적 방식으로 환자를 돌보고자 하는 전문 의료인들을 위한 것이다.

관계적, 사목적 통찰의 실천을 통해 돌봄 종사자들이 착한 사마리아 사람의 정신을 더욱 효과적으로 증언하고, 고통받는 이들의 삶 안에서 더욱 효과적인 치유의 현존이 될 수 있기를 바란다.

아르날도 판그라치 신부, 가밀로회
Fr. Arnaldo Pangrazzi, Order of St. Camillus

I. 여정을 위한 성경 지도

보건 사목의 의미와 목적, 내용의 이해를 돕기 위한 안내자가 될 네 개의 지도를 제시하는 것으로 우리의 여정을 시작하자.

> **네 개의 안내 지도** Four Guiding Maps
> 성경 지도
> 문화적 지도
> 인격적 지도
> 사목적 지도

성경 지도는 같은 믿음이나 종교 전통을 공유하는 모든 이를 하나로 묶어주는 지도다. 이 직무의 정체성과 사명의 토대가 되는 두 가지 성경 모형이 있다.

첫째 모형은 **착한 목자**의 모형이다. 그의 태도와 행동은 다양한 사목 직무(청년 사목, 가정 사목, 이주 사목 등)에 영감을 준다.

둘째 모형은 **착한 사마리아인**의 모형이다. 그의 태도와 행동은 의료 기관이나 가정에서 환자를 돌보며 병자 사목에 종사하는 이들의 증언을 이끄는 지침이 된다.

착한 목자와 착한 사마리아인이라는 두 모형을 살펴보자. 먼저 성경 본문의 몇몇 핵심 구절들을 설명하면서 도시으로 살펴본 다음, 이를 이야기로 풀어나가 보자.

착한 목자
착한 목자의 주요 역할(요한 10,11-16; 에제 34,1-25)

안내하다 →	풀밭으로
보호하다 →	위험에서
주다 →	생명을
알다 →	양들을
찾다 →	잃어버린 양들을
데리고 다니다 →	약한 양들을
돌보다 →	상처 입은 양들을
모으다 →	한 우리로

목자로서 하느님의 활동을 묘사하는 여러 낱말이 나온다. 양 떼를 보살피다, 이끌다, 찾다, 알다, 돌보다, 지키다, 모으다, 보호하다, 밖으로 데리고 다니다, 안으로 데리고 오다 등이다.

에제키엘서 본문(34,1-25)은 "착한" 목자와 "나쁜" 목자의 행동을 대비시킨다. 요한복음(10,11-16)은 "착한" 목자의 긍정적 자질을 설명하고 있다.

나는 착한 목자다

"착한"이라는 낱말로 예수님을 특징지으며, 선함이야말로 양 떼를 돌보는 이들의 기본자세임을 암시한다. 그러므로 선함은 환자를 돌보는 이들에게서 볼 수 있는 필수적인 자질로서, 그들은 이로써 자신들이 하는 모든 일에서 하느님의 다정한 사랑을 분명히 증언한다.

착한 목자는 양들을 위하여 자기 목숨을 내놓는다

착한 목자의 모범을 보면서 우리는 양들을 어떻게 이끌고 모으고 보호해야 할지 분명히 알 수 있다. 목자가 양들을 위해 자기 목숨까지도 내놓는다는 것은 역설적이고 비논리적인 것처럼 보일 수 있다.

그러나 "하느님께서는 당신의 외아드님을 세상에 보내시어 우리가 그분을 통하여 살게 해 주셨"(1요한 4,9)고, "친구들을 위하여 목숨을 내놓는 것보다 더 큰 사랑은 없으"(요한 15,13)며, "그분께서 우리를 위하여 당신 목숨을 내놓으신 그 사실로 우리는 사랑을 알게 되었다"(1요한 3,16).

자기 목숨을 내놓는 일에는 병들고 죽어가는 이들을 위해 봉사하는 데 나의 시간과 에너지를 쏟는 일도 포함된다.

나는 내 양들을 안다

그리스도는 사람들의 마음을 읽을 줄 아신다. 그분은 바리사이들의 허영과 위선(마태 23,1-12), 자캐오의 호기심(루카 19,1-10), 나인 고을 과부의 비극(루카 7,11-15), 그리고 자기 머리카락으로 당신 발을 닦아준 여인의 마음속 숨은 감정(루카 7,37-38)을 알고 계신다.

좋은 사목적 돌봄은 오가며 건네는 짧은 인사말들로는 충분하지 않으며, 전례나 성사 영역에만 국한될 수도 없다. 사람들의 생각을 이해하고, 치유하기보다는 상처를 주거나 거절하는 것으로 들릴 수 있는 틀에 박힌 말을 쓰지 않으면서 그들의 문제에 진정으로 응답하기 위해 사람들의 마음에 들어가려면 시간이 필요하다.

내 양들은 나를 안다

예수님께서는 다른 이들이 당신을 알게 하신다. 예리코에서 눈먼 거지는 그분께서 지나가시는 소리를 듣고 이렇게 외친다. "예수님, 다윗의 자손이시여, 저에게 자비를 베풀어 주십시오"(루카 18,35-43). 야이로는 예수님께 자기 집으로 가서 죽어가는 딸을 고쳐 주시기를 사정한다(루카 8,11-42.49-56). 라자로의 여동생들은 그분께서 그들 오빠와 깊은 우정을 키워 오신 것을 알았기에 그분께 전갈을 보낸다. "주님, 주님께서 사랑하시는 이가 병을 앓고 있습니다"(요한 11,3).

마찬가지로 사목 일꾼들도 자신의 사람 됨됨이로 자신을 드러내기를 꺼린다면 남들이 자신에게 마음을 열기를 기대할 수 없다. 역할 안에 자신을 가두어 두거나 직업적 가면 뒤에 숨어 있는 사람은 참된 자아의 풍요로움과 부족함을 지닌 자기 자신을 드러낼 수 없다. 그들이 인간적인 모습을 드러내면 드러낼수록 더 효과적이고 더 큰 하느님 현존의 도구가 될 수 있다.

나에게는 이 우리 안에 들지 않은 양들도 있다

예수님께서 가져다주시는 구원은 의인들과 죄인들, 건강한 이들과 병든 이들, 가난한 이들과 부자들을 가리지 않고 모든 이를 위한 것이다. 그분의 자비는 우리에서 나와 헤매는 이들, 소외된 이들, 잊힌 이들, 사회에서 거부된 이들에게도 가닿는다.

나병 환자와의 만남(루카 5,12-14)이나 죄인을 맞아들이심(루카 7,37-49), 안식일에 치유하심(루카 13,10-16), 간음하다 잡힌 여자를 용서하심(요한 8,3-11), 십자가 위에서 뉘우치는 도둑에게 영원한 생명을 약속하심(루카 23,40-43)에서 드러나듯, 그분은 사랑을 가장 우선시하신다.

그러니 그분의 이름으로 일하는 사목 일꾼들도 인종과 종교, 사회적 지위를 따지지 않고 모든 이를 받아들이도록 부름을 받는다.

병원은 세상의 교차로가 되었다. 같은 병실 안에서 우리는 신실한 신앙인과 무신론자, 젊은이와 노인, 부자와 노숙자, 인생에서 모든 것을 다 누린 사람과 절망만 맛본 사람, 추억으로 살아가는 사람과 쉴 새 없이 미래를 계획하는 사람, 무슬림과 불교 신자, 끊임없이 불평하는 사람과 언제나 감사하는 사람을 모두 볼 수 있다.

그들은 내 목소리를 알아듣는다

예수님께서는 육화하심으로써 인간 역사 안으로 들어오셨다.

많은 믿는 이들이 그분께 이끌린 것은 그분에게 쉽게 다가갈 수 있었고 약함도 지니셨으며, 그분 친히 가난하고 고통받는 이들에게 끊임없이 다가가셨기 때문이었다.

고통의 세계는 추상적이고 철학적이며 이성적인 언어가 아니라 현실에 발붙이고 있는 구체적인 언어를 요구한다. 사목 일꾼은 경건하고 가부장적인 말이 필요한 것이 아니라, 환자의 내적 괴로움에 마음으로 귀 기울여야 한다.

그들은 한 목자 아래 한 양 떼가 될 것이다

그리스도의 사명은 양들을 모으는 것이다. 일치는 차이를 무시하며 하나가 되는 것이 아니라, 개인적 문화적 표현에서 풍요로운 다양성을 지니는 그 차이들을 인식하고 받아들이는 것을 뜻한다.

사목 일꾼은 그런 차이들이 존재하는 인간 역사 안에서 하느님의 중심성을 인정하는 돌봄과 치유의 공동체를 건설함으로써 구원사업에 동참한다.

착한 사마리아인(루카 10,30-37)

이야기 전개의 주요 단계들:

1. 관심　　　　"그를 보고서는 … "
2. 측은지심　　"가엾은 마음이 들었다."
3. 가까이 있음　"그에게 다가가 … "
4. 개입　　　　"상처에 기름과 포도주를 붓고 싸맨 다음"
5. 헌신/추적　　"자기 노새에 태워 여관으로 데리고 가서 돌보아 주었다."
6. 위임/팀워크　"저 사람을 돌보아 주십시오. 비용이 더 들면 제가 돌아올 때에 갚아 드리겠습니다."

착한 사마리아인의 모범

지난 2000년 동안 착한 사마리아인의 표상은 치유 직무에 몸담은 이들을 위한 모범이며 지침이 되어 왔다.

오늘날 우리에게도 여전히 강력한 영감을 주는 힘을 간직한 착한 사마리아인의 증언에서 여섯 가지 측면을 살펴보자.

1. 관심 awareness: "그를 보고서는 … "

세 등장인물(사제, 레위인, 착한 사마리아인) 모두 강도질을 당한 피해자를 보았지만, 그를 보는 세 사람의 마음은 제각각이었다.

앞의 두 사람은 그를 겉모습만 보고 지나갔다. 그들은 당시의 종교적 역할과 문화적 기대에 갇혀 있었다. 스스로 거룩한 일에 몸담고 있다고 여기는 사람들로서 그들은 율법을 준수했고, 상처 입은 사람에게 붕대를 싸매주는 부정한 일은 다른 이들에게 맡겼다. 그들과 하느님의 관계는 수직적 관계(기도와 제물을 통해서, 성전에 올라감으로써 만나는 하느님)이다. 그들은 그들의 여정에서 마주치는 상처 입은 사람들 안에서 얼굴을 마주하고 그분을 만나는 일(수평적 관계)에는 마음을 열지 않았다.

착한 사마리아인은 피해자를 만났을 때 겉모습만 보지 않았다. 그의 시선은 더 깊었다.

피해자가 유다인일 수도 있지만, 사마리아인은 판단을 내릴 때 문화적 사회적 장벽에 영향을 받지 않았다. 그는 자신의 여정을 중단하고 계획을 수정하면서까지 자기 마음이 이끄는 대로 움직였다.

착한 사마리아인처럼 사목 일꾼은 스승보다는 제자의 역할을 하면서 지혜로운 마음이 이끄는 대로 환자에게 다가가도록 부름 받는다. 세심한 목자는 친절한 미소나 손길, 함께하는 기도가 필요한 사람이 누구인지, 또는 혼자 조용히 놔두기를 바라는 사람이 누구인지 자기 마음에서부터 알고 있다.

2. 측은지심compassion: "가엾은 마음이 들었다."

도움이 필요한 사람을 본 사마리아인은 내면 깊숙이 자리 잡은 돌봄의 마음에서 응답한다.

측은지심은 연대, 곧 함께 있음을 향한 첫걸음이다. 측은지심[라틴어 'cum-passio'(함께 아파함)]을 느끼는 것은 경건주의와는 다르며, 다른 사람의 고통이 내면의 '감정'의 자리에서 울림을 주는 그대로 마음이 움직이도록 두게 한다는 것이다.

사목에 본질적으로 필요한 것은 고통의 십자가에 못 박힌 이들을 위해 그들의 희망과 위로의 원천이 될 수 있도록 아파하는 마음을 느끼는 것이다.

3. 가까이 있음nearness: "그에게 다가가 … "

'가까이 있음'은 이야기에 담긴 뜻을 이해하고 실천하기 위한 열쇳말이다. 물리적 거리를 허물어야만 다른 이들에게 자신을 참으로 내어놓을 수 있기 때문이다. 앞에서 말한 관심과 연민의 두 단계는 관련된 사람들을 갈라놓는 장벽을 허물려는 의지가 없다면 아무런 열매를 맺지 못한다.

헌신이 뒤따르지 않는 연민은 속이 비어 있는 껍데기다.

4. 개입involvement: "상처에 기름과 포도주를 붓고 싸맨 다음"

착한 사마리아인의 개입은 그가 범죄의 현장에 빈손으로 도착하지 않았음을 보여준다. 그는 분별력과 사려 깊음이 드러나는 응급 처치 용품들을 갖고 있었다. 기름은 전통적으로 고통을 완화하는 데 쓰였으며, '상처를 싸맸다'는 구절에서는 다정함과 보호를 엿볼 수 있다.

사목 일꾼들도 도움을 줄 도구들을 가져 온다. 손에 주사기나 처방전을 들고 환자에게 다가간다는 말이 아니다. 성전 문 앞에서 만난 장애인에게 "나는 은도 금도 없습니다. 그러나 내가 가진 것을 당신에게 주겠습니다"(사도 3,6)라고 선포한 베드로 사도처럼, 그들은 도움이 필요한 이들에게 그들 자신을 내어놓는다.

현대 세계에서 이 기름과 포도주는 자신의 현존, 알차고 깊이 있는 소통, 하느님 말씀의 독서, 기도 봉헌, 성사 집전이라는 표징으로 옮길 수 있을 것이다.

5. 동행accompanying: "자기 노새에 태워 여관으로 데리고 가서 돌보아 주었다."

착한 사마리아인은 상처 입은 사람을 돕기 위해 자신의 여정을 중단한 다음 밤새 머물며 그 상황을 지켜보기로 했다. 세 가지 동사가 이 동행의 행위를 요약한다. **"태우다"**, **"데리고 가다"**, **"돌보다"**이다.

첫째, 그는 더 체계적인 도움이 필요한 것을 인정하고 도움을 불러모았다. 그런 다음 그는 여정의 동반자가 되어, 상처 입은 이를 안락한 곳으로 데리고 갔다. 마지막으로 가장 중요하게, 그는 밤새 그와 함께 머물렀다.

여정의 동반자가 된다는 것은 한결같이 지원하고 뒷받침하며 함께해 주는 위로를 보장한다는 의미이다.

길동무가 된다는 것은 외로움과 불신을 느끼는 이들, 지치고 절망에 빠져 포기하려는 이들, 불행하게 그들에게 닥친 모든 일들 때문에 쓰라리고 괴로워하는 이들에게 연민의 마음을 지니고 그들과 함께 여행한다는 뜻이다.

때로 사목 일꾼은 삶에서 상처 입은 영혼에서 솟아나는 반항과 반발의 울부짖음을 받아주기 위해 존재하며, 계속되는 절망과 좌절에도 다시 싸우도록 환자를 격려하기도 한다.

사목 방문은 때로는 길어야 하고, 때로는 짧아야 한다. 가장 중요한 것은 시간의 양이 아니라, 환자의 요구에 쏟는 시간의 질이다.

6. 협력collaboration: "이튿날 그는 두 데나리온을 꺼내 여관 주인에게 주면서, '저 사람을 돌보아 주십시오. 비용이 더 들면 제가 돌아올 때에 갚아 드리겠습니다.'하고 말하였다."

착한 사마리아인은 부상자를 여관에 남겨둔 채 자기의 삶으로 돌아가기 위해 곧바로 떠나지 않았다. 그는 굳이 여관에서 밤을 보내며 헌신했고, 도움을 베푸는 협력자가 되도록 여관 주인을 끌어들인다. 관리자였던 여관 주인은 착한 사마리아인을 보면서 돌봄의 기술을 배웠을지도 모른다. 다음날 착한 사마리아인은 자기 몫뿐 아니라 불행한 처지에 빠진 사람의 숙박비도 직접 냈다. 그리고 돌아오는 길에 더 늘어난 비용도 치를 것이라고 약속했다.

적용

2000년이 흐른 뒤에도 이 비유는 여전히 현재 상황에 적용할 수 있는 현실성을 간직하고 있다.

"여관"은 이제는 병원, 진료소, 응급실, 재활시설로 해석될 수 있다. "여관 주인"의 역할은 외과 의사, 방사선과 의사, 심장병 의사, 간호사, 자원봉사자, 사회 활동가, 심리학자, 원목 사제의 기술로 대체될 수 있다.

병원은 이 비유의 도전들이 끊임없이 펼쳐지는 생사의 최전선이 되었다.

착한 사마리아인이 된다는 것은 이 오래된 이야기의 윤리적 원리들을 오늘날의 도전적인 환경으로 옮겨와 증언한다는 뜻이다.

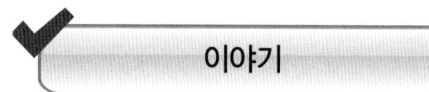
이야기

"어떤 사람이 예루살렘에서 예리코로 내려가다가 강도들을 만났다. 강도들은 그의 옷을 벗기고 그를 때려 초주검으로 만들어 놓고 가 버렸다. 마침 어떤 사제가 그 길로 내려가다가 그를 보고서는, 길 반대쪽으로 지나가 버렸다. 레위인도 마찬가지로 그곳에 이르러 그를 보고서는, 길 반대쪽으로 지나가 버렸다. 그런데 여행하던 어떤 사마리아인은 그가 있는 곳에 이르러 그를 보고서는, 가엾은 마음이 들었다.

그래서 그에게 다가가 상처에 기름과 포도주를 붓고 싸맨 다음, 자기 노새에 태워 여관으로 데리고 가서 돌보아 주었다. 이튿날 그는 두 데나리온을 꺼내 여관 주인에게 주면서, '저 사람을 돌보아 주십시오. 비용이 더 들면 제가 돌아올 때 갚아 드리겠습니다.'하고 말하였다. 너는 이 세 사람 가운데에서 누가 강도를 만난 사람에게 이웃이 되어 주었다고 생각하느냐?"

율법 교사가 "그에게 자비를 베푼 사람입니다."하고 대답하자, 예수님께서 그에게 이르셨다. "가서 너도 그렇게 하여라."

연습: 착한 사마리아인의 비유

1. 소그룹으로 나누어, 각자 이야기의 다섯 등장인물 가운데 한 사람이 되어 본다. 복음사가가 전해 주는 정보를 활용하고 거기에 자신의 상상력도 발휘하여 다음 사항들을 생각해 보고 응답해 보자.

2. 비유의 분석

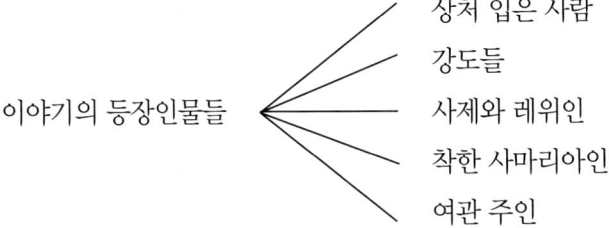

이야기의 등장인물들 — 상처 입은 사람 / 강도들 / 사제와 레위인 / 착한 사마리아인 / 여관 주인

3. 이제 자신이 맡은 인물에 집중하여 이야기로 들어가서, (20분 소요) 그의 입장을 더 잘 이해하게 도와줄 다양한 요소들을 찾아보자.
- ✓ 요구(신체적, 관계적, 영적)
- ✓ 가치 또는 반(反)가치
- ✓ 태도 또는 행동
- ✓ 선택(사건 전과 후)

4. 그룹 구성원들의 의견과 생각을 발표한다.

II. 창조적 여정을 위한 나머지 세 가지 지도

성경 이야기들은 공동체로서 신앙을 키우기 위한 풍요로운 자양분을 제공할 뿐 아니라, 보건의료계의 도전에 대응하기 위한 통찰과 지혜를 길어 올릴 수 있는 풍부한 보고가 된다.

그러나 창조적 직무를 위해서는 사람들의 내적 세계를 더 잘 이해하기 위한 나머지 세 가지 지도들도 이해하고 활용해야 한다.

> 문화적 지도
> 인격적 지도
> 사목적 지도

문화적 지도

우리는 신앙 공동체(그리스도인, 무슬림, 히브리인 등)일 뿐 아니라, 특정한 기억과 언어, 역사, 요리 전통, 풍습, 음악 등을 공유하는 사람들로 구성된 사회적 공동체에도 속해 있다.

'문화'는 특정한 사회 집단에서 삶의 형태가 이루는 동질성을 아우른다. 각 개인은 특정한 문화 안에서 태어난다. 그 문화는 아메리카나 아프리카나 아시아 문화라고 불릴 수도 있고, 도시나 농촌 문화일 수도 있으며, 영적 또는 무신론적 문화일 수도 있고, 전통적 또는 현대적 문화, 이탈리아 또는 독일 문화라고 불릴 수도 있다.

문화는 한 공동체나 국가를 특징짓는 '사회적 정신social ethos'으로, 이는 특정 집단의 존재 방식과 사고방식, 행동 방식을 구별하는 전통과 규범, 의례와 기대와 태도로 형성된다.

개방적 성향의 문화가 있는가 하면, 비밀스럽고 신비주의적인 문화도 있다. 어떤 문화는 권위를 크게 존중하고, 또 다른 문화는 그 정도가 덜하다. 미지의 것을 두려워하고 보호막을 치는 문화도 있고, 신뢰하고 위험을 무릅쓰도록 격려하는 문화도 있다.

문화를 전하는 첫 번째 제도는 가정이다. 문화는 삶의 전반에 폭넓은 영향을 미치며 각 개인은 여러 방식으로 문화에 영향을 받는다. 따라서 건강과 질병, 죽음과 슬픔의 모든 경험은 문화적 변수에 영향을 받는다.

문화적 지도에 대한 인식은 네 가지 중요한 사항에 초점을 맞춘다.

1. 첫째, 그 개인 또는 집단의 문화와 익숙해지고 친밀하게 아는 것이 중요하다.

오늘날에는 동화(同化)를 자주 거론한다. 동화란 한 문화의 정신 안으로 들어가, 그 집단의 가치관과 태도와 관계 방식을 형성한 전통과 역사를 알 수 있는 능력이다.

2. 우리는 모두 문화 안에서 태어나지만, **그 문화의 노예는 아니다**. 우리는 문화를 상속받지만, 그 문화가 더는 유용하지 않거나 우리의 행복과 성장을 가로막는다면 그것을 놓아버릴 수도 있다. 놓아버린다는 것이 배신과 같은 의미는 아니다. 이 경우, 놓아버린다는 것은 더 넓은 지평과 새로운 경험에 열려 있기 위해 문화적 경계를 뛰어넘는 것을 뜻한다.

3. **어떤 문화도 신성하지 않다.** 모든 문화는 긍정적 요소와 부정적 요소의 혼합물이다. 특정 문화 안에서 유익하고 유효할 수 있는 것과 부정적이고 억압적인 것을 식별하는 일이 중요하다.

예수님께서는 당신 백성의 법률을 제거하러 오신 것이 아니라 그 법들을 완성하고 완전하게 하러 오셨다.

한 문화의 가치 및 반(反)가치를 평가하는 데서 가장 중요하고 확실한 척도는 사랑의 법이다.

4. 그러므로 우리 각자는 **문화의 변화를 이끄는 주역이다.**

우리는 문화를 상속받을 뿐 아니라 우리의 선택과 확신과 가치관과 태도를 통해 새로운 문화를 만들어 낸다.

문화는 언제나 변화하며 모든 구성원은 그 변화의 에너지에 동참할 기회와 힘을 지닌다.

문화에 관한 성찰

문화는 한 사회 집단이나 부족이나 민족을 특징짓는 행동과 전통, 예식과 규범의 발판이다.

자신이 속한 문화를 비판적으로 성찰하면서, 그것이 내가 질병과 죽음과 슬픔에 직면하는 데 어떤 식으로 도움을 줄 수 있을지, 또는 내가 질병과 죽음과 사별을 맞닥뜨렸을 때 어떤 식으로 그것을 더 복잡하게 만들 것 같은지 비판적으로 평가해 보자.

연습: 문화적 장애물에 대처하기

문화	
긍정적 기여	부정적 기여

각자 자기 문화의 긍정적 기여와 부정적 기여를 서로 나누어 본 다음, 구체적인 쟁점을 선택하여 다루어보자.

1. 질병과 죽음과 슬픔에 직면하는 일에 방해가 되는 문화적 장애물의 유형
2. 그것이 드러나는 방식
3. 그러한 장애물의 존재와 영향의 이유
4. 그 영향력을 줄이고 더욱 긍정적인 문화적 태도나 접근법을 증진하기 위한 대처법 또는 해결책

인격적 지도

다른 이들을 위한 효과적인 봉사자가 되기 위해 우리는 우리의 **상처 입은 치유자**wounded healer와 만날 필요가 있다.

예수님께서는 당신의 상처를 통해 세상에 구원을 가져다주셨다. "그의 상처로 우리는 나았"(이사 53,5)고, 바오로 사도는 "내가 약할 때 오히려 강하다"(2코린 12,10)고 일깨운다.

그러므로 약함은 치유와 구원의 자리가 될 수 있다.

헨리 나웬Henri Nouwen이 지적하듯, "다른 이들을 이해하고 섬기기 위해서 우리는 우리 안의 '상처 입은 치유자'를 깨달아야 한다."

이 은유의 역동적 가치는 이러한 핵심 통찰을 통해 종합할 수 있다.

1. **아픈 부분**: 모든 사람은 다음과 같은 차원에 부상과 한계, 상처들을 지닌다.
   - **신체적 차원**(질병, 장애, 특정한 신체 문제, 수면이나 섭식이나 호흡의 어려움 등)
   - **심리적 차원**(부모나 배우자, 자녀와의 갈등, 자신감 부족, 겁, 불안, 균형감 결여, 충동성 등)
   - **정신적 차원**(학습의 어려움, 무능감, 이해력 부족, 학습 기회 부족 등)
   - **사회적 차원**(은둔, 수치심, 관계 맺기의 어려움, 타인들과의 관계, 실업 등)
   - **영적 차원**(신앙의 위기, 공허함, 인생의 실패에 대한 인식, 하느님에 대한 분노, 희망의 상실, 자살 등)

2. **치유하는 부분**: 모든 사람은 스스로 상처를 극복할 수 있게 하는 자원의 저장고를 갖고 있다. 이러한 자원들은 다음과 같은 차원에서 사용할 수 있다.
   - **신체적 차원**
   - **심리적 차원**
   - **정신적 차원**
   - **사회적 차원**
   - **영적 차원**

3. **사목**Ministry은 한 사람의 내적 이야기와 친숙해지는 능력이다.

> 그 사람의 '상처 입은 부분'을 관찰하고, 경청하고, 이해하기 위해

> 그 사람의 '내적 자원'을 희망과 치유를 위해 쓸 수 있도록 찾아내고 동원하기 위해

치유 과정

1. **자신을 치유하기**: 모든 사람이 '상처 입은 부분(아픔, 취약함, 슬픔, 무능함 …)'을 지니고 있다는 것은 우리를 겸손하게 하며, 어쩌면 다른 이들을 향한 이해와 연대를 더욱 크게 할 수도 있다. 자신의 자원(용기, 낙관주의, 신앙, 희망, 다른 이들에 대한 신뢰)을 만나는 일은 자신감과 미래에 대한 개방성, 싸워보겠다는 결의를 북돋운다.

2. **다른 이들의 치유를 돕기**: 돌봄 직무 종사자는 도움을 구하는 이에게 자신의 개인적 내적 자원을 줄 수는 없다. 그보다 그들은 다른 이들 안에 있는 실제적이고 잠재적인 자원들(신체적, 심리적, 정신적, 사회적, 영적 차원의)을 인식하고 그들이 치유 여정에 그 자원들을 쓸 수 있게 격려하도록 부름 받는다.

하느님께서는 다른 상처 입은 사람들의 치유를 돕도록 '상처 입은 봉사자들'을 부르고 계신다.

연습: 상처 입은 치유자

1. 인생에서 겪은 아픈 상처(부모, 친구, 공동체 구성원이나 권위자와의 관계나 인생의 사건들에서)를 찾아보자. 그 일은 언제, 어떻게, 왜 일어

났는가?
2. 그때 어떤 반응과 감정들을 경험했는가? 이 사건으로 말미암아 정신적, 신체적, 영적 또는 정서적으로 어떠한 영향을 받았는가?
3. 그 상처에 어떻게 대처했는가? 상처를 차츰 극복했는가, 아니면 아프고 쓰라린 상처로 남아 있는가? 그 부상을 치유하기 위해 어떤 태도 또는 자원을 활용했는가? 그래도 치유되지 않았다면, 그것이 아직 상처로 남아 있는 까닭은 무엇인가?

사목적 지도

지금까지 이야기한 세 가지 지도를 올바르게 사용하면 마지막 지도인 사목적 지도의 목적을 알 수 있다.

앞에서 했던 모든 것은 사목적 응답을 준비하는 데 필요한 중요한 과정이다.

다음 도표는 사목적 돌봄 직무의 다양한 측면들을 다룬다. 우선 환자를 돌보는 사목 봉사자의 태도와 마음가짐의 특징을 나타내는 네 가지 동사에 주목해 보자.

자비의 사전에는 다음이 포함된다:
행하기|doing
소통하기|communicating
존재하기|being
배우기|learning

> **연습: 돌봄의 사전**
>
> 다음 네 가지 동사와 관련하여 떠오르는 예(행동, 몸짓, 태도)를 모두 적어보자.
> ✓ 나는 환자들을 위해 무엇을 **할** 수 있는가?
> ✓ 나는 환자들에게 무엇을 **소통할** 수 있는가?
> ✓ 나는 환자들을 위하여 무엇이 **될** 수 있는가?
> ✓ 나는 환자들에게서 무엇을 **배울** 수 있는가?

도움이 되는 지향

다양한 사람들이 '**행하다**'라는 동사가 포괄하는 많은 것을 통해 자신의 직업과 지위나 자아상을 확인한다.

예컨대, 의사는 자신의 개입으로 환자의 문제가 해결되거나 적절한 약을 처방할 때 행복을 느낀다. 간호사는 자신이 한 일에 대해 환자에게 감사 인사를 들을 때 보람을 느낄 수 있다. 사제는 환자를 위해 기도하고 병자 봉성체나 화해의 성사를 줄 때 기쁨을 느낄 수 있다.

그러나 아주 자주, '행함'이 최우선이 아닌 경우들이 생긴다. 환자와 **소통하고**, 신뢰하는 열린 관계를 형성하며, 필요한 정보를 제공하고 세심하게 귀 기울여 주며 공감으로 응답하는 것이 더 중요할 수 있다.

때로는 말로 하는 소통이 가장 중요한 소통이 아닐 수도 있다. 사람은 자신이 **존재하는** 방식을 통해서, 믿을 만한 사람이나 친구가 되어줄 줄 앎으로써 그 자체로 선물이 될 수 있다.

그리스도교 전통에서 사랑의 현존의 탁월한 상징은 십자가 발치에 계신 성모님이시다. 성모님은 절망에 사로잡히지 않으시고, 거기 계시면서 사랑의 현존을 드러내셨다.

그런가 하면, 관계의 가장 중요한 부분은 환자에 관해 우리가 **배우게** 되는 것, 말하자면 그들의 사연과 태도, 요구, 신앙, 희망, 걱정과 꿈들을 알게 되는 것이다.

행함, 소통, 존재, 배움이라는 이 네 가지 차원을 더욱 자세하게 강조하는 여러 복음 이야기들이 있다.

창의적인 사목은 여러 상황에서 환자에게 위안을 주기 위해 가장 도움이 되는 개입을 할 수 있는 사목자의 능력에 달려 있다.

일반적으로 최적의 관계는 다음과 같은 단계들로 특징지어진다.

> 1. **존재하기**
>   (모든 것은 존재하는 데서 시작된다)
> 2. **소통하기**
>   (자기소개를 통해, 또는 사람들의 관심사를 살펴보고 그들의 내면으로 들어감으로써)
> 3. **배우기**
>   (경청을 통해 사람들이 가장 골몰해 있는 것들과 그들이 가진 자원을 알 수 있다)
> 4. **행하기**
>   (앞의 과정들을 제대로 밟아온 다음, 도움을 주기 위해 해야 할 일들로 나아간다)

 임종자 방문

마리아는 54세이고 입원 3주째이다. 남편은 십 년 전에 암으로 그녀 품에서 세상을 떠났고, 세 자녀와 아홉 명의 손자 손녀가 있다. 몇 번 그녀를 방문했지만, 그녀가 터놓고 이야기하는 것을 어려워한다는 인상을 받았다.

대화: 마=마리아, 신=알렉스 신부

신1: 안녕하세요, 마리아씨 … (손을 잡으며) 좀 어떠세요?

마1: 신부님, 신부님께서 오셨으면 하고 바라고 있었어요. … 신부님께 부탁드렸었는데 … 신부님, 죄송하지만, 제가 약해진 것 같아요. 여기저기 아픕니다. … 머리도 아프고, 뼈마디도 아프네요. … 제가 죽어가고 있는 것 같아요.

신2: (내 말을 들을 수 있게 가까이 다가가) 많이 약해졌다고 느끼시는군요. 통증과 고통이 심하시지요. …

마2: 신부님, 더는 버틸 수가 없어요. 끝이 가까운 것 같습니다. … 통증으로 죽을 것 같아요. 의사들은 이제 저한테는 회진도 오지 않네요. 저는 너무 지쳤고 … 두렵습니다. (긴 침묵) 마지막은 어떨까요?

신3: 많이 지치시고 끝에 거의 다다른 것 같으시군요. … 어떨 것 같으세요?

마3: 잘 모르겠습니다. 딸은 와서 울기만 합니다. … 의사들이 딸한테 무언가 얘기했나 봅니다. (흐느낀다) 저는 무섭습니다. 이 통증은 도무지 가시질 않네요. 죽고 나면 소중한 사람들을 볼 수 있다는 걸 저도 압니다. 어떻게 될까요?

신4: (나는 말이 없다. … 손을 잡고 기도한다 … .)

마4: 신부님, 죄송해요. … 저는 알아요, 주님께서 … .("주님께서 저를 홀로 남겨 두지 않으실 것을요."라고 말하려는 듯하다.) 신부님, 저를 홀로 두고 가지 마세요.

나는 말없이 그녀와 함께 기도한다. 그녀의 표정은 공허하고 넋이 빠져 있다. 나는 무엇을 해야 할지 모르겠다. 나가서 간호사를 불러올 것인가? 조금 침묵하며 기다린 다음, 잡았던 손을 놓고 간호사실로 가서 수간호사와 이야기를 나눈다. 이 대화를 나누고 사흘 뒤, 마리아는 극심한 고통 속에 세상을 떠났다.

II. 창조적 여정을 위한 나머지 세 가지 지도

그룹성찰을 위한 질문

1. 마리아의 요구와 감정과 걱정들을 가늠해 보라.
2. 알렉스 신부의 개입은 어떻게 평가할 수 있겠는가? 긍정적 측면과 한계를 논하라.
3. 나라면 마리아의 물음에 어떻게 대응했을 것 같은가?
 ✓ 마2: "저는 두렵습니다. … 마지막은 어떨까요?"
 ✓ 마3: "저는 무섭습니다. … 어떻게 될까요?"
4. 나의 임종이나 죽음을 생각할 때 나를 두렵게 하는 것은 무엇인가?

방문에 대한 평가

마리아에게는 매우 힘든 시간이다. 마리아는 통제되지 않는 통증을 겪으며 죽어가고 있나.

마리아는 자신에게 조금이나마 위로를 줄 수 있는 원목 사제를 기다리고 있다.

알렉스 신부는 현존의 직무를 잘 수행한 것으로 보인다.(존재함, 가까이 있음, 쓰다듬음, 손을 잡아줌)

그러나 마리아가 했던 두 가지 물음에 대답하기 어려워하면서, 소통과 관련해서는 한계를 보인다.

"저는 두렵습니다. … 마지막은 어떨까요?"[마2]

이 두려움은 죽음의 순간과 관련된 것이다.

"저는 무섭습니다. … 죽고 나면 소중한 사람들을 볼 수 있다는 걸 저도 압니다. 어떻게 될까요?" [마3]

이 걱정은 죽음 이후에 관련된 것이다.

첫 번째 물음은 죽음의 순간에 더욱 치중된 만큼, 원목 사제는 이렇게 물어봄으로써 더욱 깊이 들어갈 수 있었을 것이다. "마지막에 관해 생각하는 것이 자매님을 두렵게 하는군요. 그 두려움이 어떤 것인지 제가 더 잘 알 수 있게 말씀해 주실 수 있을까요?"

그런 솔직한 물음이 마리아에게 그녀의 두려움에 관해 더욱 구체적으로 말할 수 있게 했을지 모른다.

마리아는 어쩌면 딸을 두고 떠나는 것을 두려워했을 수도 있고, 아직 알지 못하는 고통이나 육체적 고통을 두려워했을 수도 있으며, 홀로 죽어가는 것을 두려워했을 수도 있고, 하느님의 심판을 두려워했을 수도 있다. 질문은 마리아가 어떤 두려움을 체험하고 있는지 이해하는 한 방법이 된다.

두 번째 물음은 죽음 이후에 더욱 관련되어 있다. 죽음 이후에 어떤 일이 일어날 것인가, 사랑하는 사람들을 만날 수 있을 것인가 하는 물음이다.

여기서는 마리아의 상상력, 곧 마리아의 영적 차원을 이런 질문을 통해 더욱 살펴볼 수 있었을 것이다. "마리아 씨, 죽음 이후의 삶이나 하늘나라를 어떻게 상상하고 계십니까? 죽음 이후에 무엇을 찾고 싶나요?"

알렉스 신부는 이런 물음들(그리고 그 이면에 숨겨진 두려움)을 다루는 것을 어려워했다. 그래서 그는 가만히 침묵하고 기도했으며, 결국은 걱정에 빠진 채 그 자리를 벗어나 간호사의 도움을 청했다. (행하기)

III. 환자 돌봄과 교회 사명의 모범이신 예수

그리스도께서는 착한 사마리아인 정신의 참되고 탁월한 해석가이시다.

그리스도께서는 당신 직무를 통해 설교하시고 가르치시고 세례를 주셨으며, 무엇보다도 사람들을 치유하셨다.

복음을 읽으면서 우리는 예수님께서 환자들과 그 가족들에게 쏟으신 시간이 무척 많다는 것에 놀라게 된다.

여러 경우에 예수님께서는 육체적으로 아픈 이들(장애인들)뿐 아니라, 사회적(나병 환자들), 정신적, 영적으로 아픈 이들(더러운 영이 들린 이들)을 돌보셨다.

1. 예수님께서는 다양한 상황에서 다양한 요구를 민감하게 알아차리신다.
  ➡ 지체 장애인들(마태 11,5; 마태 15,30)
  ➡ 청각 장애인들(마르 7,32)

- 시각 장애인들(마태 7,21; 마르 8,22)
- 중풍 환자들(마태 8,5-13; 9,1-7)
- 언어 장애인들(마태 9,32)
- 나병 환자들(마태 8,2; 루카 17,12-19)
- 정신적으로 병들어 간질에 걸린 이들(마르 5,1-20; 마르 9,17-29)
- 만성질환자(마태 25,35; 마태 9,20-22; 요한 5,1-9)

2. 예수님께서는 다양한 치유 자원을 활용하신다. 당신의 존재(마태 9,20-22), 말씀(루카 7,14), 손길(마태 8,14-16), 용서하시는 태도(요한 8,3-11) 등.

3. 예수님께서는 한 인간을 전인적으로 치유하신다(마태 22,37; 요한 8,3-11).

4. 예수님은 몸소 고통 받는 종이시고, 상처 입은 치유자이시다. (예수님께서 몸소 겪으신 슬픔에 관해서는 마태 26,36-46 참조)

예수님의 발자취를 따르는 교회

"복음을 선포하고 병자들을 고쳐주라"(마태 9,36-38 참조)는 예수님의 메시지는 교회에 맡겨졌기에, 교회는 치유와 구원의 사명을 증언한다.

이 두 계명의 정신을 증언하는 특별한 한가지 방법은 자비의 육체적 영적 활동을 실천하는 것이다.

1. 자비의 육체적 활동
- 굶주린 이들을 먹이기
- 목마른 이들에게 마실 것을 주기
- 헐벗은 이들을 입히기
- 집 없는 이들에게 쉼터를 마련해 주기

- 갇힌 이들을 방문하기
- 아픈 이들을 방문하기
- 죽은 이들을 묻어주기

2. 자비의 영적 활동
- 죄인들에게 충고하기
- 무지한 이들을 가르치기
- 의심하는 이들에게 조언하기
- 슬퍼하는 이들을 위로하기
- 나쁜 이들을 참을성 있게 견디기
- 모든 상처를 용서하기
- 산 자와 죽은 자들을 위해 기도하기

역사싱 교회는 다양한 형태로, 착한 사마리아인이신 예수님의 모범을 본받으려 노력해 왔다.

3. 간략하게 살펴보는 역사
- 첫 그리스도교 공동체는 치유를 통해 예수님의 직무를 증언한다(사도 3,1-10; 9,32-35; 9,36-43).
- 첫 3세기 동안은 부제들이 궁핍한 이들과 가난한 이들에게 봉사하는 임무를 맡는다.
- 4세기 들어 떠돌이와 나그네들을 위한 '호스피스'가 설립되고 병든 구성원들을 돌보기 위한 수도 전통이 시작된다.
- 12세기에는 병원이 탄생하고(역병과 나병, 전쟁으로 빚어지는 문제들을 해결하기 위한 방책으로서) 구호 기사단(성령 기사단, 성 라자로 기사단)들이 설립되며, 환자들과 버림받은 이들을 돌보기 위한 보건 조직들이 발전한다.

- 13세기에는 환자와 가난한 이들을 돌보는 데 헌신하는 평신도 단체들이 성장한다.
- 15세기~16세기에는 공공 병원들이 발전하고, 천주의 성 요한, 성 가밀로 데 렐리스 같은 개혁가들이 등장한다. 이들의 카리스마와 활동은 의료 시설들에서 일어나는 비인간화에 맞서는 데 이바지한다.
- 17세기에 두드러지는 인물인 성 빈첸시오 드 폴은 환자 돌봄을 통해 복음의 가치들을 실천하는 여자 수도회들을 세우고 영감을 준다(예: 빈첸시오 드 폴 사랑의 딸회).
- 18세기에(그리고 그 이후에) 국가는 교회를 장애물로 여기며 교회를 소외시키기 위해 노력한다.
- 최근에는 각국 정부가 환자 돌봄의 책임을 많이 짊어지고 있으며, 교회는 보조자로서 존재하거나 가장 궁핍하고 잊힌 이들의 요구에 대처하는 자원으로서 존재하며 그들의 영적 요구도 돌본다.

네 가지 전통적 직무

역사상 보건 분야에서 교회의 현존과 역할을 분석해 보면, 우리는 교회의 활동을 네 가지 전통적 직무로 묶을 수 있다.

리투르기아 Leitourgia	[전례](기도와 성사)
케리그마 Kerygma–마르티리아 Martyria	[선포–증언/순교](복음증언–복음화)
디아코니아 Diakonia	[봉사](사랑의 섬김, 인간화)
코이노니아 Koinonia	[친교](공동체 설립과 일치)

전례를 중심으로 볼 때, 병들었을 때 교회의 현존은 환자를 위로하는 데 이바지하는 성사를 통해 드러난다. 그 성사들은 다음과 같다.

- 성체성사
- 화해의 성사
- 병자성사(야고 5,14-15)

질병이 있을 때 **병자성사**는 하느님께서 약한 이들과 노인들, 임종자들에게 당신 은총을 주시는 특별한 길이 된다.

『가톨릭 교회 교리서』(1532항)는 병자성사의 특별한 은총을 이렇게 설명한다.

- 병자를 그리스도의 수난과 결합시킴
- 고통을 그리스도인답게 견디는 데 필요한 위안과 평화와 용기를 줌
- 병자가 고해성사로 죄의 용서를 받지 못한 경우 죄의 용서
- 육체적 치유 또는 영적인 행복의 유익을 베풂
- 영원한 생명으로 건너가는 준비를 도움

기도 또한 믿는 이의 삶에서 특별한 자원이 되며, 다음과 같은 여러 목적을 가질 수 있다.

- 회심으로 인도함(마태 5,23-24)
- 하느님 뜻을 행하도록 도움(마태 9,38)
- 신앙을 키움(마태 7,7-11)
- 항구함을 굳건히 함(루카 11,5-13)
- 인내를 키움(루카 18,1-8)
- 겸손을 뒷받침함(루카 18,9-14)
- 깨어 있게 함(마르 1,15)

믿는 이는 단지 청원 기도뿐 아니라 여러 다양한 기도를 찾고 실천하도록 초대받는다.(콜로 4,12)

다른 형태의 기도들에는 다음과 같은 것들이 있다.
- 흠숭 기도(시편 95,6)
- 감사/찬미 기도(1테살 5,18)
- 전구 기도(콜로 4,12; 1티모 2,1)
- 통회 기도(루카 18,13)

이탈리아 나폴리의 빈민가에서 일하는 한 수녀가 발표한 다음의 사례는 위에서 말한 직무들의 의미를 잘 요약하고 있다.

 환자 방문

난도Nando의 사례

8월, 숨 막힐 듯한 더위가 기승을 부리는 어느 날이었다. 몹시 흥분한 한 여자가 와서 말했다. "수녀님, 누구한테 도움을 청해야 할지 모르겠어요! 반쯤 열린 창문 아래를 지나가다가 누군가 '물, 물 좀 주세요'하며 신음하는 소리를 들었어요. 저는 달려가서 문을 두드렸지만, 아무도 문을 열어주지 않았지요. 그러자 똑같은 목소리가 이번에는 위협적으로 소리쳤어요. '저리 가! 저리 꺼져!' 맞은편 집에 있던 여자가 나와서 문을 열고는 저에게 말해주었어요. '신경 쓰지 마세요. 저 사람은 짐승 같아요! 오랫동안 혼자 살았고 욕하는 것 말고는 하는 일이 없어요. 저 사람은 아무도 만나려고 하지 않는답니다.' 하지만 수녀님, 아마 수녀님은 그 사람을 위해서 뭔가를 하실 수 있을 거예요."

그 말에 힘을 얻어, 나는 시원한 물 한 병과 얼음 레몬 물이 담긴 보냉물통을 챙겼다. 그리고 그녀가 일러준 곳으로 향했다. 도착하자, 또 다른 이웃이 와서는 힘 빠지는 이야기를 똑같이 되풀이하며 그는 절대 문을 열어주지 않을 거라고 일러주었다. 그 집에 사는 사람은 혼자 지내고 있고 걸을 수도 없었다.

나는 지나가던 여자아이 하나를 불러서, 내 계획을 도와달라고 부탁했다. 그 아이를 높이 태워 열린 창문을 통해 그 집 안으로 들여보내서 문을 열어달라고 한 것이다. 아이는 재빨리 집 안으로 들어가 문을 열어 주었다. 아이에게 고맙다고 입 맞추고 보냈다. 나는 열린 문으로 들어섰다.

"안녕하세요. 들어가도 될까요?" 나는 내가 수녀라고 곧바로 말했다. 내 눈앞의 광경이란! 나는 상상해 본 적도 없는 것을 보고 있었다. 덥수룩한 수염에 헝클어진 머리카락, 옷도 제대로 걸치지 않고, 베개조차 없는 서른 살 남짓한 남자였다. 눈에는 눈물과 절망이 가득했다. 역한 냄새가 방에 진동했고, 나는 불쾌감을 드러내지 않으려 애를 써야 했다.

그는 나를 향해 소리쳤다. "나가세요. 나는 아무도 필요치 않아요!"

"그렇군요. 제가 방해했다면 미안합니다. 하지만 제가 떠나기 전에 좀 편안하게 해 드릴 수 있게 허락해 주세요."

나는 소매를 걷어붙이고 수건으로 그의 땀을 닦아준 다음, 물과 레몬 얼음물을 조금 마시게 했다. 그러고는 그 사람 옆에 앉아서 이마를 쓰다듬어주었다. 성령께서 내 입에 적절한 말을 올려주시기를 기도하며, 말을 꺼냈다. "저는 임마쿨라타 수녀예요. 당신은 이름이 뭔가요?"

"난도"

"난도씨, 왜 혼자 있어요?"

"다른 가족이나 친척은 없고, 부모님만 계세요. 아버지는 지난주에 뇌졸중으로 쓰러져서 병원에 입원해 계세요. 어머니는 내가 먹을 것을 좀 챙겨 주시고는 아버지한테 가시죠. 어머니는 기관지염을 앓고 있고, 청각장애인에 앞도 거의 보지 못해요. 아버지가 나를 돌보아 주던 유일한 사람인데 이제는 … .(눈물이 글썽이다가 눈에 분노가 차오른다.) 하느님은 나를 이 지경으로 만드시고도 충분하지 않으셨나 봐요! 이제 하느님은 내 유일한 버팀목까지 앗아가셨어요! 나는 씻은 지 여러 날이 지났어요!(난도는 대소변을 가릴 수 없었다.) 어머니께는 내가 그냥 썩어서 죽도록 놔두라고 했어요.(난도는 눈을 돌려 나를 바라보았다.) 교회요! 교회가 나를 위해 무엇을 하나요? 우리 가족을 위해서는요? 모든 사람이 우리에게 등을 돌렸어요!"

"난도씨, 제가 교회입니다. 당신이 제가 돕도록 허락하지 않으면 어떻게 제가 당신을 도울 수 있겠어요? 먼저 씻겨 드리게 해 주세요. 제가 당신 친구가 되게 해 주세요. 저는 간호사입니다."

난도는 대답하지 않고 놀라서 나를 바라보았다. 그래서 나는 물 한 대야와 비누와 스펀지를 가져와서 그를 씻기기 시작했다. 부드럽게, 또 조심스럽게. 그의 발은 욕창이 깊게 세 군데 나 있었고, 상처 딱지와 고름투성이였다. 나는 상처를 소독하고 드레싱 했다. 더러워진 침구를 교체하고 그를 편안하게 해 주었다. 그러나 그의 몸은 뻣뻣하게 굳어 있는 나무 같았다. 그는 마음대로 몸을 뒤집을 수 없었고, 자신의 요구를 스스로 해결할 수 없었으며, 심지어 파리 한 마리도 쫓아낼 수 없었다. 그를 살아 있게 하는 유일한 것은 살아남으려는 의지뿐이었다.

나는 천을 적셔 바닥을 소독약으로 씻어내고 집을 정리했다. 이런 일들을 마친 다음, 난도 옆에 앉아 물어보았다. "난도씨, 제가 도와드릴 수 있게 허락해 주시면 기쁘겠어요. 다시 찾아올 수 있게 해 줄래요? 물리치료는 받아본 적 있나요?"

"한 번도 없어요. 병원에서 집에 온 이후로는 의사를 부른 적이 없어요. 그때 나는 23살이었고, 무선기술자로 학위를 받고는 약혼한 상태였어요. 바쁘게 일하던 중에 무거운 선반이 벽에서 제 등으로 떨어지는 사고가 있었어요. 바로 내 4번 척추에 떨어졌지요. 바로 병원으로 옮겨져서 몇 차례 수술을 받았어요. 그렇지만 결국 이런 선고를 들었지요. '당신은 남은 평생 마비 상태로 지내야 할 겁니다. 할 수 있는 게 없습니다.' 집으로 돌아와서는 모든 사람과의 관계를 끊었어요. 의사가 말한 '남은 평생'을 빨리 채우기 위해 안락사를 신청하겠다고 혼자 다짐했지요. 더는 누구도 만나고 싶지 않았어요. 내 삶에서 가장 먼저 몰아낸 사람이 그리스도예요. 나에게 그리스도는 더 이상 존재하지 않았어요. 그분이 먼저 나를 잊었으니까요. 하지만 지금은 혼란스럽네요. 그분이 다시 살아난 것 같아요. 내 아버지의 질병을 통해서 말이에요."

그의 목이 울컥하면서 감정이 뒤흔들리는 것을 보았다. 굵은 눈물이 그의 얼굴을 타고 흘렀다. 크나큰 고통 앞에서 나는 침묵을 지켰다. 마음 깊은 곳까지 출렁였지만, 무엇을 해야 할지, 무슨 말을 해야 할지 몰랐다. 말은 아무 의미가 없어 보였다. 나는 그저 그의 눈물을 닦아주었다. 그의 손을 맞잡고는, 내 쪽으로 당겨 쓰다듬고 입 맞추었다. 내가 그와 연대감을 느낀다는 것을, 그의 고통을 나눈다는 것을 느끼게 해 주고 싶었다.

그때 문이 열렸다. 병원에서 돌아온 그의 어머니였다. 일흔 살쯤이었지만, 훨씬 더 나이 들어 보였다. 인사를 하자마자 그의 어머니는 바로 나를 안으며 말했다. "수녀님, 저희를 도와주세요! 저희는 저희뿐이에요. 저희를 도와줄 사람이 아무도 없어요." 그녀는 눈물을 쏟았다. 나를 그녀를 안아주면서, 홀로 남겨두지 않겠다고 안심시켰다. 그리고 다음 날 다시 오겠다고 약속했다.

난도에게 인사를 하면서 보니 그가 한결 평온해 보였다. "감사합니다"하며 그가 나에게 말했다. "감사합니다. 정말 감동적이고 혼란스럽기도 하고, 무슨 말을 더해야 할지 모르겠어요."

나는 그렇게 돌아갔다가, 다음날 또 방문했다. 내 방문은 날마다 이어졌다. 그를 씻기고 편안하게 해 준 다음 갖는 일종의 '방문 시간'은 우리의 정기적인 일상이 되었다.

어느 날, 나는 이런 말로 신앙의 개념을 슬쩍 꺼냈다. "처음에 난도

씨를 봤을 때, 당신은 당신 삶에서 그리스도를 몰아냈다고 말했지요. 하지만 사실 나는 그리스도가 한 번도 떠나지 않았었다고 생각해요. 그 모든 시간 동안 그분은 당신 곁에 계셨고, 당신을 보호하고 사랑하셨어요. 당신이 그분께 마음을 열고 그분과 이야기 나눌 때를 기다리고 계셨던 거지요. 그분은 절대 누구도 저버리지 않으세요. 하물며 그분을 꼭 닮은 사람은 더 말할 것도 없지요. 당신의 몸은 고통받는 그분의 이미지를 그대로 보여주고 있어요. 난도 씨, 당신 삶은 겉보기에는 사회에 아무 쓸모가 없어 보일지 몰라도, 목적이 있고 열매를 맺을 수 있어요. 당신은 다른 이들에게 그리스도를 전하는 사람이 되어야 해요. 그리고 당신은 그렇게 할 수 있어요. 그분께서는 당신에게 비범한 지적 능력을 주셨으니까요."

나는 그가 아주 집중해서 내 말을 듣고 있는 것을 알아차렸다. 잠시 잠자코 있던 그가 이렇게 대답했다. "수녀님, 저는 평온함이 필요한 것 같아요. 더는 못 버티겠어요. 실제로 있지도 않은 적군을 향해 싸움닭처럼 구는 것에도 지쳤어요. 모든 사람, 모든 것에게 화내는 것, 특히 하느님께 화내는 것이 아무 소용이 없다는 걸 깨달았어요. 그건 심지어 저를 파괴하고 있어요. 제 삶에 목표가 있기를 바라요. 24년 동안의 죄를 인내심 있게 들어주실 신부님을 모셔 주실 수 있나요? 견진 성사 이후로 한 번도 고해 성사를 받은 적이 없어요."

나는 기뻐 소리치고 싶었다! 그래도 감정을 자제하며, 대신 조용히 하느님을 찬미하고 감사드렸다. 그에게 인사를 하고 집을 나서면서, 나는 신부님을 모셔 오겠다고 약속했다. 다음 날 나는 신부님을 모시고 갔고, 그는 신부님께 고해 성사를 받았다. 그리고 영성체도 했다. 두 사람은 그 후로 좋은 친구가 되었다.

어느 날 아침 그를 방문했을 때, 그에게 이렇게 물어보았다. "난도씨, 제 계획을 좀 도와줄 수 있을까요? 저는 청소년들과 일하고 있는데, 그들과 함께 당신을 방문하고 싶어요. 당신이 그들에게 많은 것을 가르쳐

줄 수 있어요. 예를 들면, 당신이 학교 숙제를 도와줄 수도 있을 거예요. 어떻게 생각해요?"

그가 대답했다. "그럼 저는 정말 기쁠 거예요. 하지만 누가 저를 방문하고 싶어할까요?"

"그건 걱정하지 마세요. 제가 다 알아서 할게요."

나는 열여섯에서 열일곱 살 청소년 그룹을 모집해서 난도를 방문할 준비를 시켰다. 학생들이 그를 만나러 왔을 때 난도는 매우 기뻐했다. 학생들은 그를 아주 잘 받아들이고 매우 다정했다. 어느 저녁, 그의 방에 갔더니 한 무리가 모여서 떠들썩하게 놀고 있었다. 학생 가운데 하나인 마리오의 생일이었다. 난도의 침대는 식탁으로 변해있었다. 침대 커버 위로는 알록달록한 식탁보에 접시들, 포크와 유리잔들, 냅킨이 이리저리 놓여 있었다. 침대 끝에는 멋진 생일 케이크가 있었다. 마리오가 소리쳤다. "수녀님, 우리는 우리 친구 난도씨가 없이 제 생일 파티를 하기는 싫었어요. 그래서 난도씨 집으로 파티를 옮겨왔지요!" 한동안 그들은 노래를 부르고, 시끌벅적 소란을 피우고, 이 멋진 사건을 기억하기 위해 사진을 찍었다. 난도의 얼굴은 기쁨으로 밝게 빛났다. 그는 다시 삶을 얻었다.

나는 자원봉사 의사들과 함께 그를 여러 번 더 방문했다. 그의 욕창은 이제 다 나았다. 지난주에는 피부과 의사가 물었다. "임마쿨라타 수녀님, 난도씨에게 무슨 일이 일어난 거죠? 너무 평화로워졌어요. 그는 어디서 힘을 얻고 있는 걸까요?" 나는 이렇게 대답했다. "그의 곁에 다가온 사람들을 통해서 난도씨의 삶에서 신비롭게 당신 활동을 펼치신 하느님에게서 얻고 있지요."

> **그룹성찰을 위한 질문**
>
> 직무의 네 가지 차원을 보면서, 난도의 사연에서 각 차원이 어떤 방식으로 드러나는지 말해보자.
> - ✓ 케리그마(복음화)
> - ✓ 리투르기아(성사)
> - ✓ 디아코니아(봉사)
> - ✓ 코이노니아(친교)

방문에 대한 평가

이 사례는 뜻밖에 수녀의 방문을 받는 상처 입은 사람을 보여준다. 인간적이고 다정하며 사려 깊은 접근을 통해 수녀는 착한 사마리아인의 태도를 증언할 수 있었고, 이로써 교회의 표상이 되고, 잊히고 소외된 이들 가까이 계신 하느님의 대리자가 될 수 있었다.

그녀는 처음에는 그의 가장 기본적이고 즉각적인 요구를 돌보는 신체적 차원의 돌봄으로 시작했고, 거기서 그의 상처와 감정과 생각의 세계로 차츰 들어갔다.

결국, 그에게 화해의 성사를 베풀 사제와의 만남을 주선하면서 수녀의 존재는 그의 영적 치유에도 이바지했다.

임마쿨라타 수녀의 증언과 난도를 방문하는 청소년 모임은 그의 인간적 영적 재생과 공동체로의 재통합을 위한 다리가 되었다.

IV. 교회와 보건 사목의 새로운 초점

지난 몇십 년 동안 보건 사목 분야는 교도권의 사목 서한들과 문서를 통해, 또한 주교회의들과 국가와 교구 차원의 조직들, 보건 단체들, 이 분야의 생명윤리와 사목적 문제에 관련된 회의들과 출판물에서 새로운 관심과 주목을 받아 왔다.

중요한 발전들

교황 요한 바오로 2세는 보건 사목을 교회 직무의 중심에 두는 데 분명한 목소리를 냈다.

교황 요한 바오로 2세의 교서 『구원에 이르는 고통Salvifici Doloris』(1984. 2. 11.)은 인간 고통의 신비를 깊이 있게 성찰한 최초의 교회 문헌이다.

이 문서는 다음의 주요 주제들을 중심으로 구성되어 있다.

1. 고통의 여러 얼굴

- 육체적 고통(갖가지 질병)
- 정신적 고통(죽음, 불임, 부정 등)
- 집단적 고통(재앙, 전쟁 등)

2. 고통의 의미

- 고통과 악의 관계
- 욥기의 메시지
- 고통의 문제에 대한 전통적 응답의 불충분함과 부족함

3. 그리스도: 고통은 사랑으로 극복된다

- 그리스도: 고통받는 종
- 그리스도의 십자가의 의미

4. 고통의 복음

- 고통을 체험한 주요 인물들(성모님, 사도들, 성인들)
- 고통의 구원적 의미

5. 착한 사마리아인의 비유

- 고통은 개인들과 제도의 증언을 통해 사랑의 응답을 드러내기 위해 세상에 존재한다.
- 그리스도께서는 고통의 가치를 깨닫고 고통받는 이들에게 응답하도록 우리에게 가르치셨다.

교황 요한 바오로 2세가 기여한 다른 중요한 것들은 다음과 같다.

- 교황청 보건사목평의회 설립(1985. 2. 11.)
- 로마에 국제 보건사목신학대학원 "까밀리아눔Camillianum" 설립(1987)
- 세계 병자의 날 제정(1993. 2. 11.)
- 『의료인 헌장』발표(1994)
- 교황청 생명학술원 설립(1994)
- 회칙『생명의 복음Evangelium Vitae』발표(1995)

이 문헌들은 각국 주교회의들의 문서들(예를 들면, 약물 중독, HIV/AIDS, 장애, 윤리적 쟁점들, 죽음과 슬픔, 피조물 보호 등에 관한)과 함께 보건 의료계에서 교회의 현존과 증언을 강화해 왔다.

교회의 여러 기여

교회가 착한 사마리아인의 메시지를 증언하는 구체적인 방법들에는 다음과 같은 것들이 있다.
- 주교회의 내 보건 사목 분야 담당 주교 임명
- 환자 돌봄을 활성화하고 증진하기 위한 전국, 지역, 교구 차원의 사무소 또는 조직 설립
- 교회 보건 의료 기관들(병원, 진료소, 재활센터, 장기요양시설, 호스피스 병동 등)과 이들을 특징짓는 고유한 정신과 노력 함양
- 교회 내 양성 기관(의과대학, 간호학교, 사목센터 등)을 통해 환자들의 다양한 요구 이해 도모
- 환자 돌봄에 특별히 헌신하는 남녀 수도 공동체들의 은사
- 의료 보건 분야에 존재하는 전문 가톨릭 단체들과 운동단체들(가톨릭 의사협회, 가톨릭 간호사협회, 가톨릭 약사회, 가톨릭 원목자협회, 시각장애인들을 위한 운동 단체, 장애인들을 위한 운동 단체 등)의 증언

- 병들고 고통받는 이들을 위한 교리교사들과 자원봉사자들의 헌신과 사랑과 봉사
- 그리스도교 공동체 전체와의 친교 안에서 희망의 복음을 몸소 증언하는 환자들의 현존
- 환자들을 환대하고 소중히 여기며 돌보는 돌봄 단체들과 공동체들의 세심한 투신
- 순례 중인 환자들을 교회 예식이나 휴식처로 동행하여 그들이 겪을 수 있는 고립이나 외로움을 덜어주는 헌신적인 남녀노소의 증언
- 환자와 임종자, 유가족들의 어려움에 관해 공동체의 인식을 일깨우기 위한 대중 매체(인터넷, 텔레비전, 라디오, 교구 주보, 서적, 신문 기사 등)의 활용

보건 사목에서 교회의 사명은 다음과 같이 요약할 수 있다.
- 통상적으로 이해되는 교회 직무에 보건 사목을 포함한다.
- 다양한 사목 연구소들의 활동과 프로그램들을 통합한다.
- 치유 공동체들을 증진한다.
- 병들고 고통받는 이들의 다양한 쟁점과 요구를 사람들에게 가르친다.
- 공동체 안에 정보, 교육, 협력을 위한 네트워크를 구축한다.
- 병든 이들과 임종자들, 그 가족들에게 치유와 위로를 주기 위해 노력하는 사목 종사자들의 이바지를 소중히 여긴다.

보건 사목: 살펴볼 지평들

보건 사목의 요구는 크게 세 범주로 나뉜다.

1. 예방 Prevention

교회는 (가정에서, 교육을 통해, 사회적 맥락에서) 예방에 더욱 관심을 기울이고, 건강한 습관과 삶의 조건을 증진하도록 부름을 받는다. 예방 증진은 여러 차원에서 이루어질 수 있다.

- **육체적 차원**: 건강한 행동, 좋은 식습관, 신체 운동을 장려하기, 금연, 자연과 긍정적 관계 가꾸기 등. 예방이 치료보다 나음.
- **정신적 차원**: 젊은이와 어른들에게 개방성을 가르치기, 교육의 기회 제공하기, 지성을 발전시키고 개인의 창의성 자극하기.
- **정서적 차원**: 포용과 사랑을 전하는 가정의 임무를 격려하기, 부모들에게 자녀와의 대화와 소통으로 초대하기, 젊은이와 어른들에게 우정과 소속감을 가꾸도록 격려하기, 친밀함과 돌봄의 관계를 가르치기.
- **사회적 차원**: 돌보는 공동체 건설에 참여하도록 장려하기, 다양한 나이와 배경의 사람들과 건설적인 상호 작용하기, 손엄한 삶의 조건을 위한 기회 증진하기, 도움이 필요한 이들을 위한 자원봉사 활동을 실천하도록 젊은이들과 어른들을 격려하기.
- **영적 차원**: 가정에서 종교적 영적 가치들을 전하기, 자녀들과 젊은이들이 그들 삶에서 하느님의 현존과 섭리에 열려 있도록 돕기, 그들의 여정에 긍정적 의미를 부여하고 삶의 시련과 어려움 안에서도 절망하지 않도록 도와줄 영적 가치들(감사, 거룩함에 대한 감각, 타인 수용, 용서, 창조 보호, 신뢰 등)을 내면화하기.

2. 치료 Cure

역사상 교회는 환자들을 향한 사랑의 차원에서, 제도적 구조(병원, 호스피스 병동, 진료소)의 설립과 전문 인력(의사, 간호사, 심리학자, 원목자 등)의 필수 양성을 통해 특별한 자리를 차지해 왔다.

질병과 연약함에 대한 적극적 응답으로서 치료와 돌봄의 사명은 여전히 중요한 관심 분야이지만, 교회와 사회 전체가 개인과 공동체를 최대한 건강하게 유지하기 위해 예방 차원에 더욱 집중하는 것이 중요하다.

3. 회복 Rehabilitation

오늘날 급성 치료 병원은 치료적 개입 이외의 것을 필요로 하는 이들에게는 더 이상 적절한 환경이 아니다. 만성 환자나 말기 환자들은 장기 돌봄 또는 호스피스 돌봄에 특화된 환경을 요구한다. 이런 환경에서는 본당이나 공동체에서 온 훈련된 자원봉사자들이 환영받는 존재가 될 수 있다. 그들은 위로를 베풀고 환자들에게 마음으로 귀 기울이며 지지와 사랑의 현존을 보여준다.

입원 기간이 짧아지고, 많은 환자(노인들, 만성 환자들, 말기 환자들)가 가정이나 다른 돌봄 시설들로 돌려보내지면서 제기되는 문제 때문에, 이 돌봄 분야는 갈수록 중요해지고 있다. 때때로 사랑하는 가족을 종일 돌보는 데 지쳐버리고, 위중한 가족 구성원을 제대로 돌보기 위해 교회 공동체나 돌봄 전문 인력, 지원 제도의 도움을 절실히 필요로 한다.

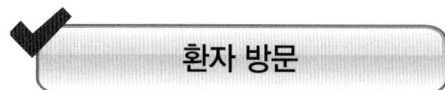
환자 방문

끝났어요 …

프란체스카는 간호사이고 스물일곱 살이다. 그녀는 열병으로 서서히 쇠약해졌고, 기침이 멎질 않아 진이 빠진 상태이다. 다음은 그녀의 방문 기록 가운데 하나이다.

IV. 교회와 보건 사목의 새로운 초점

대화: 비=비키, 루=루스

루1: 다 끝났어요…. 난 다 끝난 걸 알아요…. 스물일곱에 난 더 이상 기댈 데가 없어요. 더 이상 희망은 없어요. 하느님께, 성모님께 기도하지만, 들어주시지 않네요. 저를 위한 치유는 없어요. 더는 … 더 이상 없어요. (눈을 감고 흐느낀다. 잠시 침묵이 흐른 뒤 다시 말을 이어간다.) 저는 나아지질 않아요…. (괴로운 눈빛으로 나를 본다.) 저는 죽어가고 있는 것 같아요.

비1: 루스, 지금 저와 나누고 있는 이런 깊은 괴로움에 대해서 다른 사람과 이야기해 본 적 있나요?

루2: (내 손을 꼭 붙잡으며) 아니요, 할 수가 없어요…. 전 이야기하고 싶지 않아요! 이제 아무도 보고 싶지 않아요! 모든 사람과 거리를 두어 왔어요. 딱하신 부모님께 문제를 안겨드리고 싶지 않아요…. 부모님은 이런 저를 보시면서 이미 충분히 고통받으셨어요.

비2: 부모님께 죄책감을 느끼나요?

루3: 네. 부모님이 저를 위해 그 모든 것을 하셨는데, 제 안에 있는 이런 죽어가는 심정을 알려드리면서 고통을 안겨드리고 싶지 않아요. … 제 꼴이 얼마나 엉망인지, 제가 얼마나 쇠약해지고 있는지 안 보이시나요? … 전 아무도 보고 싶지 않아요! … 이미 전 이 침대에 꼼짝 못 하고 누워서, 아무것도 할 수가 없어요. 심지어 기도할 수도 없어요. 이 기침과 열이 저한테서 떨어지질 않아요. … 전 정말 역동적이고 활기찬 사람이었는데 … 이제 만사가 귀찮아요…. 모든 것이요…(침묵).

비3: 모든 게 귀찮군요.

루4: 네, 움직이고, 말하고 일하는 모든 것이 … 전부 성가시기만 해요. 제가 왜 아무도 만나고 싶지 않은지 아시겠어요? 가족이나 친척들이 와도 저한테는 아무 관심 없는 이야기만 늘어놓아요.

내 관심을 돌리려고 그러는 거예요. 그들은 나한테 좋은 일을 하고 있다고 생각하겠지요. 하지만 그저 나를 화나게 할 뿐이에요. 전 아무도 보고 싶지 않아요.…(침묵과 기침) 그런데, 당신이 오셨네요! (거의 애원처럼 보인다).

비4: 그럼요, 저는 루스 곁에 있기 위해 가능한 모든 일을 할 거예요. 당신이 원할 때 말이에요….

루5: 글쎄요. …(기침) 죄송해요. 말할 힘이 없어요.

비5: 괜찮아요. 전 조용히 여기 있을게요. 귀찮게 구는 게 아니라면 당신 손을 잡고서요.(루스가 괜찮다는 사인을 보낸다. 눈을 감고 잠시 쉬는 것 같다. … 긴 침묵이 흐른다.)

루6: 다 끝났어요! … 전 이미 충분히 고통받았어요. … 충분해요, 이걸로 충분해요! 오, 하느님, 저희 하느님, 이런 큰 고통이라니요. 하느님, 이걸로 충분해요. 전 이미 매우 고통스러워요! (한숨을 쉬고, 기침한다. 침묵이 흐른다. … 다시 하느님을 부른다.)

비6: (내가 나지막이 말한다.) 우리, 하느님의 도움을 청하는 기도를 함께 바쳐도 될까요?

루7: 네, 그렇게 해 주세요. 하느님께 저를 고통스럽게 하지 마시라고 말씀드려주세요.

비7: (함께 주님의 기도를 바친 다음, 내가 기도한다.) 하느님 아버지, 이 어렵고 고통스러운 시간 속에 있는 루스를 도와주소서. 그의 울부짖음과 반항과 지친 몸과 마음을 받아들여 주소서. 당신께서 가까이 계심을, 당신께서 그녀의 고통을 나누고 계심을 느낄 수 있게 하소서. 오, 거룩하신 성모님, 이 눈물의 골짜기에서 루스 곁에 계시며 그녀를 당신께 인도하소서. 아멘.

그룹성찰을 위한 질문

1. 루스의 육체적 고통을 드러내는 것들은 무엇인가?
2. 심리적 고통을 드러내는 것들은 무엇인가?
3. 영적 고통을 드러내는 것들은 무엇인가?
4. 그녀의 괴로움과 불편을 덜어줄 수 있는 것은 무엇일까?
5. 비키의 개입은 어떻게 평가할 수 있겠는가?
6. 질병 중에 기도는 어떤 목적을 지닐 수 있을까?

방문에 대한 평가

젊은 간호사 루스는 자신의 육체적 고통을 드러내며 임종 전 자신의 감정과 걱정들을 표출하고 있다.

그녀는 부모님께 짐이 되고 싶지 않으며, 자신을 서서히 갉아먹고 있고, 아무도 보지 않으려 한다. 방문자들의 태도와 말들이 그녀를 언짢게 한다는 것도 한 이유다.

루스는 자기 생각과 무력감, 그리고 내적 절망을 새롭게 환기할 여지를 세심하게 마련해 주는 비키의 사려 깊은 방문을 고마워한다. 비키는 루스가 하느님과 성모님께 울부짖을 수 있도록 격려해 준다.

비키가 루스에게 준 선물은 자신의 현존, 경청과 침묵, 어루만짐, 그리고 루스가 겪고 있는 힘든 순간을 잘 잡아낸 기도이다.

이렇게 하여 비키의 현존은 상처 입은 사람의 외로움과 슬픔을 굽어살피는 착한 사마리아 사람의 정신을 증언한다.

환자는 우리의 복음화 일꾼들

교황 요한 바오로 2세는 환자들이 우리의 복음화 일꾼들이라고 자주 강조하였다.

실제로, 그들은 우리에게 삶에 관해, 그리고 희망이 필요한 까닭에 관해 가장 깊은 가르침을 주는 최고의 학교이다.

환자 방문은 나이 듦과 연약함, 고통과 질병과 죽음뿐 아니라 고통받는 많은 이들이 용기와 믿음과 희망의 증인이 되게 하는 덕목과 자원들에 관해 삶의 심오한 진리를 배우는 길이다.

다음에 나오는 익명의 기도문은 고난과 비극이 오히려 내적 변화를 가져올 수 있음을 감동적으로 증언한다.

저는 성취하려고 하느님께 힘을 청했으나
　　순종하는 법을 배울 수 있도록 약해졌습니다.
저는 대단한 일들을 하려고 하느님께 건강을 청했으나
　　더 좋은 일들을 할 수 있도록 병을 얻었습니다.
저는 행복해지려고 하느님께 부를 청했으나
　　지혜로워질 수 있도록 가난을 받았습니다.
저는 사람들의 칭찬을 받으려고 하느님께 권력을 청했으나
　　하느님이 필요함을 느낄 수 있도록 약함을 받았습니다.
저는 삶을 누리려고 하느님께 모든 것을 청했으나
　　모든 것을 누릴 수 있도록 삶을 받았습니다.
저는 청했던 것을 하나도 얻지 못했으나
　　제가 바랐던 모든 것을 얻었습니다.
저도 모르는 사이에, 제가 말하지 않은 기도들이 응답받았습니다.
저는 누구보다도 더 넘치도록 복을 받았습니다.
하늘에 계신 아버지, 아버지께서 주신 모든 선물에 감사합니다.

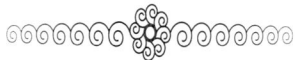

V. 오늘날 보건 사목의 증진과 조직

건강과 고통이라는 복잡다단한 세계에는 여러 차원에서 교회의 현존과 증언이 필요하다.

- ➡ 관심 고취
- ➡ 양성
- ➡ 조직
- ➡ 협력과 계획 수립

보건 분야에서 교회를 드러내고 교회에 역동성을 부여하는데에 더 큰 과정의 한 부분을 이루는 이 영역들을 하나씩 살펴보자.

1. 관심 고취

교회의 우선순위는 우선 건강과 질병에 관한 쟁점과 관심사에 더욱 주의를 기울이는 것이다.

이런 관심사들을 더욱 부각할 수 있는 경우들이 있다. 몇 가지만 예를 들면, 예수님께서 병자와 눈먼 이들을 만나시는 주일 복음 독서, "세계 병자의 날", 그리고 노화와 HIV/AIDS, 장애인, 알츠하이머병, 호스피스, 임종자와 유가족에게 관심을 기울이게 하는 지역 공동체 행사들이 있다.

관심을 일깨우는 방법은 여러 가지다. 전 연령대를 대상으로 한 교리 교육, 문화 행사, 정보를 제공하는 강의, 영감을 주는 환자들의 증언, 다양한 보건 분야에 관한 회의들이다.

관심을 고취하는 것은 강론대에서의 설교, 학교 교육, 공공 논의, 대중 매체의 관심, 변화를 불러오는 문화를 통해서 말과 글로써 이루어진다. 이러한 교육 기회들은 도움이 필요한 이들에게 그리스도의 치유 메시지를 전하며 사랑의 응답을 할 수 있도록 이해와 인식을 드높이는 도구를 제공한다. 우리 시대에는 뉴스를 전하는 데 쓸 수 있는 다양한 기술 매체가 존재한다.

2. 양성

이미 나와 있는 응답들과 안이한 태도, 손쉬운 위로로는 고통의 세계에 들어설 수 없다.

고통은 껍데기뿐인 반응이 아니라 이해와 존중을 요구한다.

환자의 상처에 위로와 공감의 연고를 발라주기 위해서는 교육받은 정신과 마음가짐이 필요하다.

환자와 임종자에게 접근하기 위해서는 간호사, 본당 또는 병원의 자원봉사자들, 보건 사목 일꾼들의 마음가짐을 교육해야 한다.

양성은 특정한 능력을 키우는 것을 목표로 삼는다.

- **인간적 기술**: 환자의 필요를 보살피는 이들은 기본적으로 안정성과 성숙함을 지녀야 한다. 그들은 그 과정에서 자신을 중심에 놓지 않고, 상대방을 이해하고 상대방과 조화를 이룰 수 있어야 한다.
- **관계적 기술**: 고통의 신비를 생각할 때, 도움을 주는 이는 환자의 필요와 생각, 가치관과 감정에 귀 기울이고 응답할 수 있는 방식으로 관계를 맺을 수 있어야 한다.
- **윤리적 기술**: 때로는 위기가 닥쳐와, 까다로운 문제들을 다루거나 어려운 선택을 내릴 용기를 요구할 수도 있다. 그러므로 도움을 주는 이들은 환자의 가치관을 이해하고 어떤 상황에서 제기될 수 있는 윤리적 의미에 관해 알고 있어야 한다. 지혜롭게 도움을 주는 이가 되려면 치유의 선택을 도울 수 있는 기술을 지녀야 한다.
- **사목적 기술**: 앞서 언급한 기술들은 사목적 관계 맺음을 통해 표현된다. 건설적이며 긍정적인 사목적 역할을 통해 드러나는 사목적 돌봄을 증언하는 방법들이 있는가 하면, 문제가 있는 방식들도 있다. 이 내용은 뒤에서 성직자의 역할을 다루면서 더 주의 깊게 살펴볼 것이다.

3. 조직

효과적인 사목적 돌봄을 위해서는 관련된 이들이 창의적으로 에너지를 쏟을 수 있도록 조직을 마련하여 적재적소에 배치해야 한다.

여러 차원의 구조를 생각해 볼 수 있다.
- **전국 차원**: 보건 사목 위원회나 사무국 설립. 보건 관련 단체들과

집단들의 활동과 증언을 고무하고 활성화하며 조정하는 것을 목표로 한다.
- ➡ **지역 차원**: 책임자 또는 위원회 임명. 지역 교구 사무국들을 조정하고 지원하는 것을 소임으로 한다.
- ➡ **교구 차원**: 주교가 책임자나 위원회(교구 내 다양한 단체, 기관, 전문가들의 대표) 임명. 보건 분야에서 교회의 증언을 활성화하는 것을 목표로 한다.
- ➡ **본당 차원**: 각 본당 주임 신부와 사목 위원회는 가정 방문 및 재가 환자들의 인간적 물질적 영적 요구들에 구체적으로 응답하는 사목 계획들을 통해 노인, 장애인, 병자들의 요구를 돌볼 수 있도록 공동체의 헌신을 북돋아야 한다.
- ➡ **병원 차원**: 원목자들은 환자방문에 참여하는 병원 자원봉사자들과 신학생들을 훈련하고 감독할 뿐 아니라, 윤리적·영적 쟁점에 관해 직원들이 지속 교육을 받을 수 있도록 지원하여야 한다.

본당, 기관, 교구, 지역, 전국 차원에서 이러한 구조들을 발전시키는 것은 공동선을 위해 많은 이들의 은사를 모아 전달하는 공동 노력을 위한 틀이 된다.

4. 협력과 계획 수립

"앓는 이들을 고쳐 주어라"고 하신 예수님의 명령은 개인들뿐 아니라 공동체 전체에 주신 것이기도 하다. 교회는 개별 구성원들의 증언일 뿐 아니라 공동체 계획의 증언이다. 사목 활동의 역동성과 활력은 사목 계획들의 식별과 큰 관련성이 있다.

어떤 사목 계획을 식별하는 과정은 다음의 과정을 거친다.
1) **진단**: 문제점들과 충족되지 않은 요구들을 파악하기 위해 현실(그

배경은 병원 또는 본당일 수 있다)을 검토한다.

2) 식별과 목표 선택: 검토한 모든 환경에서 요구들은 넘쳐나고 자원은 한정되어 있다.

요구를 평가한 다음에는, 실제로 사용이 가능한 자원과 요구에 대한 현실적 해결 가능성을 전제로 목표를 분명히 설정하고 활동의 우선순위를 선택한다.

사목 계획을 달성할 때는, **보편적인 장기적 목표**와 **구체적인 단기적 목표**를 정하는 절차가 가장 중요하다.

3) 계획과 활동: 일단 목표를 분명히 설정했으면, 시행 계획을 수행하면서 완성해 나가야 한다. 여기에는 필요한 물질적 자원, 채택된 전략, 시행되어야 할 활동들, 양성 프로그램, 계획 교육과 지원을 위한 인력, **목표 달성**을 위한 기간이 포함된다.

양성 프로그램을 고려할 때는, 팀 구성원과 협의하여 전체적인 주제와 강연자를 마련하고 도움을 줄 뜻이 있는 이들에게 임무를 분배해야 한다.

4) 평가: 주제의 타당성, 진행자들의 전문성, 자원의 가장 효율적 사용을 확실히 보장하기 위해 정해진 시기에 프로그램을 평가한다.

성직자의 정체성과 역할

위에서 제시한 큰 그림의 각 조각이 저마다 제자리를 찾을 수 있도록, 성직자는 그리스도교 공동체의 지도자로서 토대가 되는 역할을 한다. 성직자가 병자 사목에 관심이 있고 훈련이나 양성 경험이 있으며 협력 정신을 갖고 있다면 서로 다른 구조들이 잘 운용될 수 있으나, 그렇지 않다면 모든 것이 가로막힐 수 있다.

더 구체적으로는, 사제나 사목자가 어떤 다양한 건설적·긍정적 사목적 역할을 해석할 수 있는지, 또 다른 한편으로는 그들이 어떤 다양한 문제적·부정적 역할을 증언할 수 있는지 이야기해 볼 수 있다.

두 경우의 목록을 각각 만들어 보자.

1. 긍정적인 사목의 역할

- **상징적 존재**Symbolic: 무엇보다도 사제들과 봉사자들, 사목 일꾼들은 그들 자신을 훨씬 뛰어넘는 실재의 상징이며, 이는 그들의 복장과 호칭, 역할로 드러난다. 그들은 하느님과 교회를 상징하며, 이를테면 연대와 용서, 사랑과 영원한 생명 같은 가치들을 상징한다. 그러나 종교적 상징은 환자에게 부정적으로 인식될 수 있으며, 치유되지 못한 상처들, 자신이 인식하는 불의에 대해 하느님께 느끼는 분노, 심판하고 도덕적으로 억압하는 듯한 교회와의 거리감 등으로 거부감을 불러일으킬 수 있다.

- **위로자**Comforter: 사목자들은 참된 현존, 경청하는 귀, 공감하는 마음을 특징으로 하는 위로의 직무를 증언한다.

- **영적 안내자**Spiritual guide: 어둠과 위기와 소외 속에서, 아픈 이들은 때때로 감당하기 어려운 이 어둠 속에서 그들과 함께 있어 줄 수 있는 영적 존재를 간절히 바란다. 그럴 때 영적 안내자는 바로 그들의 존재만으로도 하느님께서 가까이 계심을 드러낼 수 있으며, 때로는 기도의 위로를 통해 이를 뒷받침한다.

- **조정자**Facilitator: 큰 위기들은 인생에 단절을 가져온다. 사목자는 환자와 의료진, 가족, 더 넓은 지지 공동체 사이에 중요한 대화들을 촉진하는 소중한 다리가 될 수 있다.

- **복음 선포자**Evangelizer: 사목 일꾼들은 말과 행동으로 하느님의 사랑을 섬세하게 전달하는 그들의 존재 방식과 관계 맺는 방식을 통해 복음을 증언한다.
- **교육자**Educator: 환자들을 돕는 이들이 더욱더 전인적이고 효과적으로 봉사할 수 있도록 그들을 양성하는 것(관계적, 윤리적, 영적 차원에서)은 중요한 사목 임무 가운데 하나이다.
- **활성가**Animator: 요구는 많고 사목적 자원은 한정되어 있기에, 그리스도교 공동체의 잠재력을 일깨우는 것이 우선순위에 놓인다. 기꺼이 봉사할 뜻이 있는 이들이 지상의 소금이 되고 어둠 속에서 희망의 상징이 되게 해야 한다. 이러한 노력에서 중요한 일은, 병원 원목실의 설립과 자원봉사 인력의 훈련 및 조직이다.
- **전례 집전자**Celebrant: 환자와 함께, 환자를 위해 기도하고, 성경을 읽으며, 전례를 집전하고 성사를 거행하는 것이 핵심적인 사목적 임무이다.

2. 부정적인 사목의 역할

사제나 봉사자, 사목 일꾼의 **부정적 역할** 또는 사목적 함정으로는 다음을 들 수 있다.

- 개인주의Individualism
- 성직주의Clericalism
- 가부장주의Paternalism
- 경건주의Devotionalism
- 형식주의Formalism
- 지나친 활동주의Hyperactivism
- 권위주의Authoritarianism
- 성사중심주의Sacramentalism

여기 열거한 각 부정적 역할이 자신이 아는 사람들의 삶이나 직무에서 어떤 방식으로 드러날 수 있겠는지 생각해 보기 바란다.

보건 사목에서 주된 관심의 변화

새로운 시대는 복음을 증언하는 새로운 방식을 요구한다. 쇄신은 과거 전통을 저버리는 과정이 아니라, 보건 세계에서 제기되는 과제를 다룰 때 주된 관심이 변화하는 과정을 의미한다.

새로운 우선 과제들은 사목적 돌봄에서도 다음과 같은 방향으로 관심이 점차 옮겨가도록 요구한다.

- 성사 중심에서 복음화와 인간화에 더 관심을 기울이는 방향으로
- 자율적 활동에서 공동체 정신에 따른 협업을 배우는 방향으로
- 임종자에 주로 관심을 기울이던 것에서 첫 시작부터 자연사까지 (더 넓은 의미의) 생명 증진에 더욱 관심을 기울이는 방향으로
- 연민의 직무를 증언하던 것에서 환자와 임종자에 관련된 윤리와 정의 관련 쟁점들에 더 큰 목소리를 내는 방향으로
- 틀에 박힌 종교적 전형에 따른 직무 활동에서 더 개방적이고 교회 일치적이며 문화 간 관점의 돌봄을 배우는 방향으로

이것은 사목적 관심사들을 바꾸는 것이 아니라, '시대의 징표'와 사람들의 요구에 더 잘 응답하기 위해 **관심의 방향을 이동시키는** 문제이다.

> **연습**
>
> 1. 자신의 체험에 비추어 볼 때, 위에서 제시한 '사목적 함정들' 가운데 사목 봉사자가 복음 정신을 증언하는 데 더욱 걸림돌이 될 만한 것들을 말해보자.
> 2. '긍정적인 사목의 역할들' 가운데, 보건 세계에서 교회의 현존에 더 큰 활력과 역동성을 주기 위해 더욱 강화할 필요가 있는 것은 어떤 것들인가?
> 3. 보건 의료에서 교회의 주된 관심의 변화를 다루면서, 사목에 새로운 활력을 주기 위해 자신이 있는 구체적 환경에서는 특별히 어떤 새로운 우선순위들이 필요하다고 생각하는가?

환자 방문

죽음에 관한 의제

습관처럼, 나는 새로 도착한 환자들을 보기 위해 응급의료센터에 들른다. 약물을 써서 자살을 시도한 환자가 왔다고 간호사들이 알려준다. 병실을 향해 걸어가면서 나는 이것이 첫 시도였을까, 아니면 비슷한 일이 이미 여러 차례 반복되었을까, 혼자 생각한다. 방 안에는 여자 두 명이 있고, 나는 두 사람에게 "안녕하세요"하고 인사를 건넨다. 둘 중 한 사람 곁에 링거 거치대가 있고 (약물 중독 응급 처치에 쓰이는) 활성탄이 담긴 종이컵이 있는 걸 보고, 이 사람이구나 하고 생각한다.

45세 여성이고 상태는 괜찮아 보인다. 나는 가까이 다가간다.

대화: 원=원목사제, 레=레닛

원1: 오늘 들어오셨어요?

레1: 네.(나른한 목소리로)

원2: 탁자에 있는 컵과 당신 입술을 보니 활성탄을 투여했나 보네요.

레2: (입술에 남은 검은 흔적을 닦는 시늉을 한다.)

원3: 사고였나요, 아니면 어떤 다른?

레3: 얼마간은 제가 시도한 면도 있고, 또 얼마간은 다른 사람들이 부추긴 면도 있어요. … 그런데 성공하질 못했네요.

원4: 눈을 감고 다시 깨어나지 않기를 바랐던 건가요?

레4: 네, 정말 그랬어요.

원5: (연대를 보여주려고) 옛날에 있었던 일이 생각나네요. 제가 어렸을 때 일인데, 길에서 자전거를 아주 **빠른** 속도로 타다가 더 이상 버틸 수가 없었어요. 깨어보니 심하게 다쳐 있었지요…. (다시 그녀에게 집중하려고 하면서) 병원에 누가 찾아온 사람이 있었나요?

레5: 네, 제 딸이랑 제 친구요.

원6: 이런 일이 생겨서 그들이 불안했을 거 같지 않으세요?

레6: 다시 깨어나지 않기를 얼마나 바랐던지 몰라요. 자식들은 자기 인생을 살고 있죠. 저는 남편과 더 이상 계속 지낼 수가 없어서 헤어졌어요. 지금은 이 친구와 사는데, 이 친구가 저를 부양하고 있어요. 집세 낼 돈도 없는 형편이에요. 청소 업체에서 일하고 있어요. 아버지는 보름 전에 돌아가셨고….

원7: 아버지를 사랑하셨나요? (근처에 있던 의자를 가져와서 그녀 곁에 앉는다.)

레7: 이제 와서 생각해 보니 그랬던 것 같아요. … 아버지도 우리를 버리고 집을 나갔지만요….

원8: 우리에게 생명을 주신 분과의 인연의 끈은 언제나 그대로 이어져 있어요. 우리가 인식하는 것보다 훨씬 더 강하게요.

레8: 네, 하지만 아버지가 한 일들 때문에 … 아버지 때문에 겪어야 했던 고통도 있어요! 이런 이야기를 누군가에게 털어놓게 된 건 처음이네요.

원9: 그런 다음에도 또 버림받았다고 느꼈었나요?

레9: 모두에게 버림받았어요. 아버지에게, 남편에게, 자식들에게 … 아무도 내가 필요하지 않아요.

원10: 쓸모없다고, 실패라고 느끼는 건 분명 끔찍한 일일 거예요.

레10: 네. 딸로서, 아내로서, 엄마로서, 여자로서 실패예요.

원11: 이 외로움과 소외 속에서 당신이 겪는 고통을 제가 이해하기는 어렵겠지요. 그렇지만 실패를 경험한 분이 또 계세요. 그분은 친구를 모두 잃었고, 그 가운데 한 명은 그분을 배신했지요. 그분이 십자가에 못 박혔을 때 곁에는 아무도 없었어요. 그분은 심지어 하느님으로부터 버림받았다고 느껴서 이렇게 소리치셨어요. "지희 하느님, 어찌하여 저를 버리시나이까?" 하고요.

레11: (나를 바라보며 고개를 끄덕인다.)

원12: 원하신다면 … 제가 늘 지니고 다니는 이 작은 십자가를 드리고 갈게요. … 내일 아침, 제가 여기를 지나갈 때 다시 돌려주시면 됩니다. (셔츠 주머니에서 십자가를 꺼내서 그녀 위에 놓으니, 십자가를 손으로 꼭 잡는다.)

레12: 예, 고맙습니다. … 친구에게 전화를 한 통 해야겠어요.

원13: 그렇게 하세요. … 제가 가서 간호사에게 부탁할게요.

간호사가 전화기 있는 곳으로 그녀와 함께 간다. 나는 링거 거치대를 끌고 갈 수 있게 돕는다. 그러고는 잘 자라고 인사하고 자리를 뜬다. 다음 날 아침, 나는 그녀에게 들러서 인사를 나눈다. 그녀는 손에 쥐고 있던 십자가상을 돌려준다. 잘 쉬었는지, 친구와 통화는 했는지 물어본다. 웃으며 그렇다고 대답하고 "밤새" 쉬었다고 말한다.

이제 의사들이 회진을 돌 시간이다. … 나는 작별 인사를 한다. 저녁에 다시 보러 들렀지만, 그녀는 퇴원하고 없다.

그룹성찰을 위한 질문

1. 원목 사제의 개입에 대한 평가
✓ 긍정적인 말들
✓ 한계 또는 부적절한 개입
2. 레닛 들여다보기
✓ 자신의 역할에 대한 그녀의 인식
✓ 그녀 안의 감정들
✓ 자살 시도의 원인
3. 레닛이 자기 안에 품고 있는 해결되지 않은 주제들은 무엇인가? 그녀는 어떤 도움을 받을 수 있겠는가?
4. 레닛은 죽음에 관한 의제를 갖고 있다. 그녀가 삶에 관한 의제를 발전시키기 위해 제시할 수 있는 자원이나 요소는 무엇이 있겠는가?
5. 레닛이 자살 시도를 되풀이할 위험을 피하기 위해서는 무엇을 할 수 있겠는가?
6. 대화의 주제를 더 넓혀, 사람들이 자살을 시도하게 만드는 주요 원인에는 어떤 것들이 있는가?
7. 자살의 여러 다른 의미들은 무엇인가?
8. 슬픔에 대처하는 일에서 잘 살아남은 이들이 겪은 중요한 감정들은 무엇인가?

방문에 대한 평가

이 대화는 레닛의 자살 시도와 관련되어 있다. 그녀는 자녀들에게 버림받은 느낌, 남편과의 이별, 가정의 상실, 경제적 압박, 최근 아버지의 죽음으로 상징되는 삶의 실패들 때문에 절망의 막다른 끝에 와 있었다. 원목 사제와 대화를 나누면서, 그는 자신이 죽고 싶었던 이유를 종합해 볼 수 있었다. 남자들에게서 버림받았다는 느낌[레9], 여자로서 자신의 역할에서 실패했다는 감정[레10]이다. 원목 사제의 개입에서 긍정적 요소들은 응급의료센터 방문에 대한 세심함, 간호사들과 이루는 훌륭한 협업, 도우려는 좋은 지향, 레닛의 내적 세계와 잘 조화를 이룬 방문의 중심 부분들[원7, 원8, 원9, 원10], 대화[원11]에 긍정적 반응을 받은 다음 십자가를 건넨 것[원12], 환자를 다시 방문하러 간 노력이다.

그의 개입에서 부족했던 부분을 찾아보면, 자신을 소개하지 않았고, 너무 성급하게 관찰하고[원2] 사건을 환자 앞에 끄집어내 놓았으며[원3], 개인적 이야기를 함으로써 공감을 끌어내려고 시도한 것[원5]은 상황에 맞지 않았고, 질문[원6]은 부적절할 뿐 아니라 환자에게 죄책감을 느끼게 할 의도가 있었으며, 종교적 제안은 다소 위험했으나 결과적으로는 잘 마무리되었다[원11].

아버지의 죽음이 아마도 많은 감정과 상처를 요동치게 한 결정적 사건이 되었을 것이고, 자살 시도가 반복되는 것을 막으려면 신앙 공동체와 자녀들의 지지 이외에도 그러한 상처를 치유할 심리치료가 필요할지도 모른다.

VI. 질병의 체험과 그 응답

인생에서 비껴갈 수 없는 세 가지 원리가 있다.

1. 고통의 필연성

고통을 피할 수 없다는 사실은 물질적이고 쾌락지향적인 철학으로 살아가며 인생이 줄 수 있는 온갖 만족을 추구하는 이들에게는 가혹한 현실일 수 있다. 그러나 그들의 이러한 생각 또한 그 나름의 고통을 유발할 수 밖에 없는 착각이다. 망가진 인생의 현실에 대처하지 못한 데서 오는 공허함을 채우려다가 자칫 마약이나 알코올, 온갖 남용에 빠질 수도 있다. 모든 사람에게 인생이란, 처음 인식하는 그 순간부터, 육체적, 정서적, 관계적, 영적 영역의 모든 고통에 대처하는 법을 배우는 과정이다.

2. 희망은 고통을 변화시킨다

고통이 꼭 인간을 구원하는 것은 아니지만, 고통에 대해 지니는 태도는 큰 차이를 만든다. 고통이 가져오는 것이 피해 의식인가 아니면 용기인가, 폐쇄성인가 아니면 개방성인가, 이기심인가 아니면 섬세함인가, 알 수 없는 삶의 신비에 대한 쓰라린 반항인가 아니면 겸손한 협력인가, 하느님에게서 멀어짐인가 아니면 하느님에 대한 더 깊은 믿음인가?

고통으로의 여정은 거기서 의미를 찾지 못한다면 자기 파괴에 이를 수 있고, 이해를 초월하는 길을 찾는다면 내적 변화에 이를 수도 있다. 우리의 과제는 '부끄러움 안에서 은총을' 발견하는 것, 또는 어둠 속에 숨은 선물을 찾아내는 것이다.

3. 희망은 개방성을 요구한다

질병은 타인에게서 멀어져 움츠러들게 하면서 인간을 짓누를 수 있다. 이런 경우, 상처는 절대 치유되지 않는다. 다른 한편, 고통의 신비에 마음을 여는 용기는 고통을 지혜와 은총의 기회로 변화시킬 수도 있다. 여기서 중요한 것은, 삶의 분투와 고난 가운데에서 하느님의 신비로운 현존을 발견하려는 의지이다. 다른 이들이 기꺼이 베푸는 사랑을 받아들이려고 손을 내밂으로써 보람된 영성의 길로 들어설 수 있다.

욥과 고통

욥은 고통의 주제를 다룰 때 묵상할 수 있는 중요한 성경 인물이다.

하느님에 대한 믿음이 굳건했던 욥은 많은 복을 받았으나, 그의 믿음은 끔찍한 시련을 견디도록 시험받는다.

욥기 제1장은 그가 맞닥뜨려야 했던 상실(자녀, 가축, 물질적 재산, 건강)을 보여준다. 친구 몇몇은 욥이 겪고 있는 온갖 불행을 듣고서는 연대와 이해를 보여주려 찾아왔다. 친구들은 이레 동안 따뜻한 우정을 보여주었다. 그런 다음, 그들은 하나씩 돌아가면서 욥의 고난에 신학적 통찰을 제시하며 설교를 늘어놓기 시작했다. 그렇게 하면서 친구들은 욥을 피고석에 올려놓았다.

욥은 자신을 향한 비난들에 맞서 자신의 무고함을 주장하다가, 마침내 몹시 화가 나서는 하느님께 개입해 주시기를 청한다.

지혜로우신 하느님께서는 욥의 울부짖음에 직접 응답하지 않으시고, 모든 피조물에서 당신의 현존과 당신 섭리를 깨달으라고 초대하신다(38—39장). 욥은 자신이 참으로 하느님을 만났고 하느님에 대한 신뢰가 새로워진 것을 다시 확신하게 된다(40장). 하느님께서는 욥을 심판한 친구들에게 분노를 드러내시고, 욥의 고통은 죄나 잘못과 아무런 관련이 없다고 말씀하시며 욥이 누리던 복들을 회복시켜 주신다(41장).

고통에 관한 그리스도교적 관점

그리스도교 전통의 핵심에는 그리스도께서 고통에 대한 궁극적 응답이시라는 믿음이 있다. 그분의 십자가는 구원의 도구가 되었고, 당신 고통과 죽음과 부활을 통해 세상을 하느님과 화해시키셨다.

그리스도께서는 고통을 없애러 오신 것이 아니라 고통을 짊어지고 새로운 생명의 원천으로 변화시키러 오셨다.

그분의 발자취를 따른다는 것은 십자가를 구원의 길로 받아들이는 것이다.

그러므로 믿음은 고통에서 우리를 보호하는 것이 아니라, 고통을 직면하고 고통을 정화와 성장의 도구로 변화시킬 힘을 준다.

가능하다면 언제나, 고통은 덜어내거나 없애야 한다. 그러나 고통이 드러낼 수 있는 다음과 같은 여러 진리에 귀 기울이며 고통을 인내하며 견디는 것도 우리의 과제이다.

- ➡ 삶의 유일한 확실성은 불확실성뿐이라는 인식
- ➡ 우리의 건강을 포함한 모든 것의 연약성과 취약성에 대한 이해
- ➡ 하느님과 다른 이들에게 기대는 겸손

- 우리는 자연의 자녀이며 자연은 약하다는 인식
- 모든 관계는 언젠가는 끝난다는 인식
- 삶의 모든 선물과 귀한 것들에 대한 감사
- 우리는 모두 죽을 존재라는 사실과의 화해

이런 진리들을 내면화한다면, 고통에 직면하는 태도를 변화시키고 다음과 같은 깊은 변화를 가져올 수 있다.

- 질병 자체는 좋은 것이 아니지만, 하느님 사랑 안에 더욱 깊이 살아가고 다른 이들에게 참된 연민을 보이게 하면서 긍정적인 것으로 변화될 수 있다는 인식
- '왜 내가?'라는 물음에서 '나는 이 고통으로 무엇을 할 수 있을까?'라는 물음으로 옮겨가는 법을 배울 때 성장한다는 인식
- 병석에 누운 환자들에게 자기 기술과 치유의 손길을 베푸는, 세심하고 배려하는 사람들의 현존 안에서 희망이 길러지고 더욱 생생해진다는 인식
- 슬픔은 모든 상처 입은 영혼 안에 있는 긍정적 에너지들, 예컨대 인내, 용기, 항구함, 포용, 평정을 일깨우는 부르심으로 볼 수 있다는 인식
- 자신의 연약함을 깨닫는 것이 치유 직무의 출발점이라는 인식. 부서진 자신을 꿰뚫어 보는 일은 다른 이들에게 봉사하는 데 쓰이는 사랑에 불을 붙인다.
- 약함은 자신을 하느님께 맡기고 믿음과 기도 생활을 더욱 깊게 하라는 초대라는 인식
- 고통에 대처하는 일은 비로소 지혜와 내적 평화의 자리에 이르기 전까지는 종종 어둠과 혼란을 헤쳐 나가는 외로운 길이라는 인식

질병과 고통의 여러 유형들

고통의 여러 얼굴

많은 이들이 심장, 폐, 간, 피부, 뼈, 근육을 공격하는 **육체적 질병**(심장마비, 암, 간경변, 당뇨, 외상 등)으로 시련을 겪는다.

심리적 장애로 드러나는 **정신 질환**(우울증, 집착 또는 충동, 정신병, 편집증, 조현병 등)으로 고통받는 이들도 있다.

또한, 중독으로 고생하거나 **심각한 사회적 영향**을 미치는 고통(약물이나 알코올 의존, 빈곤, 불공평, 소외, 감금 등)을 겪는 이들도 있다.

그런가 하면 긍정적 가치관이나 의미의 부재, 하느님에게서 멀어지고 다른 이들에게서 소외된 느낌, 사악한 종파에 빠짐, 극심한 우울과 절망(자살)으로 드러나는 **영적 질병**을 보이기도 한다.

모든 고통은 저마다 근본 원인을 갖고 있으며, 돌봄 제공자의 특별한 세심함을 요구한다.

고통 앞에서의 태도

개인적인 위기 상황에 응답하는 방식은 저마다 다르다. 피할 수 없는 삶의 역경들이 찾아올 때, 각자의 고유한 성격과 기질, 관점과 삶의 경험은 특유하고 예측할 수 없는 삶의 여정을 엮어낸다.

어떤 이들은 더욱 건설적으로 접근하고, 또 다른 이들은 더욱더 부정적이고 파괴성을 잠재하고 있는 길을 간다.

위기에 대한 모든 응답에는 인간을 구성하는 여러 차원이 관여한다.

➡ **인지적 차원**: 이 차원은 질병, 치료 절차, 완치 가능성, 가족에 미

치는 영향, 노동 능력, 단기적 장기적 계획, 목표 설정, 미래에 대한 전망, 병세가 악화하여 죽음에 이를 때에 대비한 지시 사항들에 관하여 수많은 물음을 낳는다.

- **정서적 차원**: 이 차원에는 불확실성 가운데에서 고개를 드는 무한한 감정이 포함된다.
  - 걱정/두려움: 존재 자체에 대한 실존적 위협 때문에 느끼는 감정. "이제 어떻게 될까?"
  - 분노/원망: 예기치 못하게 들이닥친 질병의 부당함 때문에 느끼는 감정. "왜 내가?"
  - 슬픔/좌절: 암울한 전망 속에서 질병이 가져오는 육체적 정서적 피로와 무력감, 타인에게 의존할 수밖에 없는 처지 때문에 느끼는 감정
  - 죄책감/우울감: 타인에게 의존할 수밖에 없는 처지, 육체적, 감정적, 경제적으로 가족에게 안겨주는 짐 때문에 느끼는 감정
- **행동적 차원**: 중환자들에게서 흔히 드러나는 방어 자세들은 다음과 같다.
  - 부정
  - 반항/공격성
  - 피해 의식/비극적 사고방식
  - 퇴행 현상
  - 소외/자기 안에 틀어박히기
  - 도피/보상심리
  - 받아들임
- **영적 차원**: 질병과 삶의 단절을 이해하고 받아들일 방법을 찾으려는 노력이 신앙의 위기를 가져올 수 있으며, 그 위기는 다음과 같은 반응들로 드러난다.
  - 분노와 원망("나는 내가 할 수 있는 모든 걸 다 했는데 하느님은 나를

보호해 주지 않으셨다.")
- 버림받았다는 생각("하느님은 어디 계시는가? 하느님은 왜 나를 잊으셨는가?")
- 반항하는 행동(하느님을 향한 분노를 표출하는 한 방식으로, 성당에 나가거나 기도하기를 거부하는 것)
- 무관심("하느님은 존재하지 않는다. 선하시고 자비로우신 하느님이라면 어떻게 그런 아픔과 불의를 허락하실 수 있겠는가?")
- 새로워진 신앙(고통의 순간에 힘의 원천으로서 친밀하게 체험한 하느님에 대한 깊은 신뢰를 확인한다.)

이러한 다양한 태도는 슬픔 한가운데서 하느님의 현존 또는 부재에 대해 갖게 되는 서로 다른 인식과 의식을 반영한다. 사목자의 임무는 우선 다양한 반응을 받아들이고 이해하는 것이며, 둘째는 환자와 임종자들의 마음이 열려 있다면 내적 치유의 과정을 촉진하여 돕는 것이다.

질병에 대한 반응에 영향을 미치는 요인들

질병에 대한 반응에 영향을 미칠 수 있는 네 가지 요인, 또는 변수가 있다.

> 1. 상황적 요인
> 2. 질병에 대한 인식
> 3. 외적 지지
> 4. 내적 자원

각 요인의 내용을 살펴보자.

1. 상황적 요인
- 질병의 성격
- 사용할 수 있는 자원(의료 시설, 신뢰할 수 있는 전문가들, 치료 선택지)
- 나이 및 가정과 공동체 내에서 환자의 역할
- 사회경제적 상태
- 환자 개인이나 가족에게 영향을 미치는 다른 긴장 요소들(알코올/약물 의존성, 심리적/정신적 문제들, 장애아 자녀의 돌봄, 심각한 대인 관계 갈등, 별거/이혼 문제)

2. 질병에 대한 인식
자주 나타나는 해석들은 이런 것들이다.
- **징벌**: 종종 사람들은 자신이 병든 이유를 찾는다. 어떤 이들은 하느님께서 자신의 죄에 벌을 내리시며 회개하라고 부르고 계시는 것으로 풀이한다.
- **시련**: 어떤 이들은 시련을 삶의 일부로 여기고, 하느님에 대한 믿음을 증언할 기회로 여긴다. 욥이 그랬던 것처럼 말이다.
- **보속 또는 정화의 수단**: 어떤 이들은 질병을 인간 조건의 연약함을 일깨우고 그 사실과 화해를 이루라는 초대로 받아들인다.
- **인생의 학교**: 어떤 이들은 삶에서 배운 가장 큰 교훈들은 슬픔과 불확실성, 외로움의 어둠 속에서 얻었다고 고백한다.
- **부조리함**: 어떤 이들은 고통은 전적으로 부조리하며 무의미하다고 여긴다.
- **받아들여야 할 신비**: 어떤 환자들은 고통을 풀이해야 할 문제가 아니라 발견해야 할 신비로 여긴다. 물음을 던지고 감히 대답하려고 하기보다는 그들은 신비에 둘러싸인 채 살아가는 법을 배운다.

- **회개로의 부르심**: 어떤 이들에게 질병은 선물이 되고, 내면을 향한 여정에 도움이 되며 삶에서 가장 중요하고 본질적인 것을 발견하는 데 이바지할 수 있다.
- **예정설 또는 운명론**: 어떤 이들은 모든 것은 천상의 책에 이미 다 계획되어 있다고 생각한다. 모든 삶은 일찍감치 다 대본이 짜여 있으며 하느님은 사전에 선택된 시련들을 분배하시는 존재라는 것이다. 예정설 이론에서는 모든 것이 미리 결정되어 있기에 인간에게서 자유를 앗아간다.
- **외부의 힘 또는 주술**: 어떤 이들은 질병이란 어두운 악의 세력을 불어넣는 다른 누군가의 저주 때문이라고 생각한다. 어떤 문화에서는 이러한 이해가 보편적이라, 환자에게서 이런 악한 세력을 몰아내기 위한 예식이나 의식을 요구하기도 한다.
- **성화의 수단**: 마지막으로 어떤 이들은 자신과 세계의 구원을 위해 자신의 고통을 그리스도의 고통에 일치시키며 질병을 그들 삶을 성화하는 기회로 내어놓는다.

이러한 다양한 반응을 살펴보면서 우리는 이 가운데 다른 태도보다 더 건강한 태도가 있다는 결론을 쉽게 내릴 수 있다.

그러나 환자에게 자신의 관점을 강요하는 것은 도움 제공자의 역할이 아니다. 환자들이 사랑의 하느님과의 관계 안에서 질병과 고통과 자기 자신을 더욱 성숙하게 이해할 수 있는 논의를 촉진하는 방식으로 환자들과 대화를 나누는 것이 도움이 된다.

3. 외적 지지

질병의 위기는 여러 곳의 도움을 필요하게 한다.

- 의료진

➡ 가족
➡ 친구와 이웃
➡ 지역 공동체, 조직, 본당 공동체

4. 내적 자원

가장 중요한 변수는 내면의 의사, 곧 각자 자기 안에 있는 생명력을 깨워 활용하는 것이다. 이 내적 기운의 치유력은 엄청나다.

개인적 자원은 네 가지 주제로 분류된다.
1) 문화적 자원
2) 심리적 자원
3) 대인 관계적 자원
4) 영적 자원

1) **문화적 자원**에는 다음과 같은 것들이 있다.
   - 개인의 인생 철학
   - 개인의 교육 수준
   - 취미 또는 개인적 관심사(예를 들어, 독서, 글쓰기, 음악 또는 미술적 재능 등)
   - 배우고 발견하려는 열린 태도
   - 자연과의 관계 등

2) **심리적 자원**에는 다음과 같은 것들이 있다.
   - 성격: 낙관성, 현실 중심성, 유연성, 유머 감각, 환대
   - 자존감과 자신감 수준
   - 의사 결정 능력과 조언에 열려 있는 태도
   - 자신의 감정을 표현하는 능력

3) **대인 관계적 자원**에는 다음과 같은 것들이 있다.
    - 의미 있는 관계를 맺는 능력
    - 가정 내에서 자신의 위치에 대한 건강한 감각과 의료진과 맺는 좋은 관계
    - 대화를 시작하는 능력과 경청하는 능력

4) **영적 자원**에는 다음과 같은 것들이 있다.
    - 하느님과 맺는 관계
    - 본당 또는 종교 단체에 대한 소속감
    - 묵상과 기도와 성찰을 통해 자신의 영성을 키우려는 동기
    - 삶의 윤리적 방향을 제시하는 가치관
    - 믿음과 희망과 사랑의 친절함으로 표현되는 도덕적 삶의 실천

환자 방문

마리아와 제인의 대화

34세 여성으로 기혼자이고 두 자녀가 있는 마리아를 방문한 내용이다. 마리아는 사흘 전에 유방 절제술을 받았다.

대화: 마=마리아, 제=제인

마1: (마리아는 슬픔에 잠겨 침대에 엎드려서 자주 눈물을 쏟는다. 내가 방에 들어가자 나에게 인사를 했다.) 안녕하세요, 제인.

제1: 마리아, 좀 어때요?

마2: 제가 그런 일들을 겪고 어떤 기분일 것 같으세요?

제2: 저도 알고 있고, 충분히 이해해요. 그래도 이렇게 절망하시면 안

돼요.

마3: 마음의 평화를 전혀 찾을 수 없어요. 남은 평생 가슴이 절제된 채로 살아갈 거예요. 남편이 있는 집으로 돌아가고 싶은 건지 아닌 건지, 제 마음조차 모르겠어요.

제3: 마리아, 정말 그렇게 생각하면 안 돼요! 남편분은 마리아에게 일어난 일을 매우 슬퍼하고 계세요. 분명 그 언제보다도 더 당신을 사랑할 거예요. 게다가 아이들 걱정은 안 하세요?

마4: 네, 아이들 생각을 해요. 아이들이 아직 많이 어려서, 아직 모든 게 필요한 시기예요.

제4: 그럼요, 아이들은 모든 걸 필요로 하지요. 하지만 아이들에게 가장 필요한 건 좋은 엄마, 평화로운 엄마예요.

마5: (막막한 듯) 그런데 왜 하느님은 저를 이렇게 벌주려 하실까요? 제가 무엇을 잘못했을까요?

제5: 마리아, 피해 의식을 가지는 것은 좋지 않아요. 안타깝지만, 그 질문에는 정답이 없어요. 위안의 한 방법으로 신앙을 받아들이기는 쉽지 않다는 걸 저도 알지만, 고통은 신비이고, 우리는 고통을 그렇게 받아들여야 해요. 십자가 위 그리스도의 고통을 생각해 보세요.

마6: 네, 그래요. 그래도 젊은 여자가 너무 많은 것을 빼앗기는 일은 힘드네요.(마리아가 내 손을 잡고 다시 운다. 그러다 차츰 차분해지고 평정을 되찾아간다.) 제인, 다시 이쪽을 지나실 일이 있으면 저한테 들러 주세요. 저는 도움이 많이 필요해요.

제6: 그럼요, 마리아. 주님께서 당신의 고통을 덜어주시기를 바랍니다.

마7: 제인, 고맙습니다. 당신을 기다리고 있을게요.

방문자의 관찰

마리아는 젊고 아름다운 여자이다. 매우 지적이고 교육학 학위도 갖고 있다. 그의 우울은 의학적으로 그의 상태가 심각해서가 아니라, 여성으로서의 매력을 잃은 것에서 비롯된다. 그의 괴로움은 여자로서 더 이상 육체적 매력을 지니지 못할까 하는 두려움에서 나오는 것이다. 남편의 반응을 걱정하고, 별거 의향까지 드러내기도 했다.

마리아는 지적인 여성이지만, 자신의 신체적 외모에 관한 강박 관념이 너무 커서 삶에서 가장 중요한 것들을 가려버릴 수도 있겠다는 걱정이 든다.

그룹성찰을 위한 질문

1. 제인의 방문 수행 능력에 대한 성찰과 평가: 긍정적 측면과 한계
2. 제인과 마리아의 대화에서 어떤 역동성을 알아차릴 수 있는가?
3. 마리아에게서 볼 수 있는 요구와 감정들은 어떤 것들인가?
4. 마리아가 위기에 대처하기 위해 기댈 수 있는 자원들은 무엇인가?

방문에 대한 평가

젊고 아름다운 여성인 마리아는 최근 외과 수술을 받았고, 이것이 그의 자아상에 영향을 미치고 있다. 그는 자신의 상실감과 슬픔을 기꺼이 들어주고 이해할 뜻이 있는 누군가와 말로 풀어내야 한다. 제인이 마리아를 방문했지만, 결혼[제3], 모성[제4], 신앙[제5] 같은 자신

의 가치들에 치중하여 마리아에게 감정의 방식을 변화하도록 초대함으로써 급한 불을 끄는 데에만 골몰한다. 제인의 개입("절망하시면 안 돼요"[제2], "그렇게 생각하면 안 돼요"[제3], "피해 의식을 가지는 것은 좋지 않아요."[제5])은 마리아에게 공감하는 말들이 아니며, 비록 감정을 추스르는 데 어려움을 겪고 있는 것처럼 보이기는 하지만 제인은 마리아의 감정을 변화시키려고 애쓴 나머지 무의식적으로 죄책감을 부추긴다("아이들 걱정은 안 하세요?"[제3], "아이들에게 가장 필요한 건 좋은 엄마, 평화로운 엄마예요"[제4]). 마리아의 두려움("남편이 있는 집으로 돌아가고 싶은 건지 아닌 건지, 제 마음조차 모르겠어요"[마3]) 앞에서, 제인은 남편이 수술에 어떤 반응을 보였는지, 또는 두 사람이 만나 이야기를 나눌 기회가 있었는지 찬찬히 알아보는 대신 너무 쉽게 안심시키는 말을 한다[제3]. 이러한 소통의 한계는 있지만, 마리아가 속마음을 털어놓고 울고 슬픔을 표현할 수 있게 한 제인의 현존은 분명한 차이를 만들어낸다. 방문은 이런 요청으로 마무리된다. "다시 와 주세요. 저는 도움이 많이 필요해요."[마6]

VII. 환자와 소통하는 기술

 교황 요한 바오로 2세가 『구원에 이르는 고통』에서 말씀하신 대로, 고통이 세상에 존재하는 것은 사랑의 현존을 보여주기 위해서다.

 착한 사마리아인이 된다는 것은, 우선 개인적 특징과 문화적 전통, 종교적 지향을 포괄하는 한 사람 한 사람의 유일무이함을 존중하고 예의를 표한다는 뜻이다. 다음으로는, 사려 깊은 현존과 주의 깊은 경청, 의미 있는 응답을 통해 지지와 위로를 기꺼이 베푼다는 뜻이다. 소통의 기술에는 세 가지가 있다.

소통의 세 가지 기술
관찰하기
경청하기
응답하기

관찰하는 법 배우기

돌봄 제공자의 신체적 현존(자세, 얼굴 표정, 몸짓)은 모든 의사소통에서 첫 선언이 된다. 얼굴이 특히 중요한데, 표정과 눈 맞춤을 통해 아주 많은 것이 드러나고 전해지기 때문이다. 얼굴은 두 눈과 두 귀, 입 하나로 되어 있다. 하느님께서 이렇게 역할을 구분해 놓으신 뜻은 효과적인 소통을 위해서는 관찰과 경청에 두 배의 시간을 쏟고 말하는 데는 그 절반만 써야 한다는 것을 일깨우려는 것인지도 모른다. 안타깝게도, 우리가 자주 목격하듯이, 많은 이들은 이야기할 때 마치 입은 두 개, 눈은 하나, 귀는 없는 것처럼 행동한다. 조언과 설교를 늘어놓기 바쁘고, 거의 관찰하지 않으며, 환자가 아닌 자기가 하는 말을 주로 듣는다.

비언어적 소통도 우리가 대화에서 사용하는 말들만큼이나 직접적이고 심오한 어휘를 갖고 있다.

- 표정
- 눈 맞춤
- 미소
- 몸의 자세
- 옷차림
- 접촉/닿음
- 친밀함/거리두기
- 목소리 어조 등

도움의 기술은 우선 우리가 어떤 메시지를 비언어적으로 보내고 있는가에 대한 인식에서 시작되어, 상대를 잘 관찰하는 능력으로 이어진다. 우리가 말하는 사려 깊음이란 이런 것이다. 사려 깊은 돌봄 제공자는 모든 측면의 비언어적 메시지를 받아들인다. 여기에는 그 환자가 자기 주변 침상 옆 탁자에 올려놓은 모든 것, 가지런하거나 어지럽혀진 정돈 방식도 포함된다. 도움 제공자는 의사소통의 이 모든 요소를 읽어내야 하되, 심판하지 않는 방식으로 읽어내야 한다.

몸짓이나 신체 접촉, 눈물, 사려 깊은 침묵이 의사소통의 가장 중요한 부분이 되는 경우가 많다. 이런 것들이 천 마디 말보다 더 큰 소리를 낼 수도 있다.

경청하는 법 배우기

경청은 어려운 기술이다. 이 기술은 상대방을 모든 관심의 중심에 놓는 능력과 지향과 연습을 요구한다. 말하자면 환자의 관심사, 감정, 요구와 두려움에 관심을 집중하는 것이다. 나의 개인적 주제들은 한쪽에 제쳐두어야 하며, 그렇지 않으면 상대방이 들어올 여지가 없어질 것이다.

아주 종종, 경청은 소통하는 내용을 분명히 듣지 못하게 가로막고 걸러내는 우리 내면의 소리 탓에 더욱 어려워진다.

경청을 방해하는 여과장치에는 이런 것들이 있다.

- ➡ 다른 사람에게 귀 기울이는 것을 방해하는 자신의 **예전 기억** 또는 체험
- ➡ 자신의 **가치 체계**를 주입하려는 경향
- ➡ 자신의 인식에 지나친 영향을 미칠 수 있는, 소통 중에 느끼는 **감정**
- ➡ 상대방에게 갖고 있는 **기대**
- ➡ 상대방을 조건 없이 받아들이는 것을 방해하는 **편견**
- ➡ 상대의 이야기를 듣는 능력을 저하하는 자기 나름의 **요구**

이러한 여과장치들은 분명, 일로 맺어진 관계나 개인적인 관계에 모두 걸림돌이 된다.

때때로 우리는 누구나 이런 여과 장치들을 작동하게 될 수도 있다. 그러나 돌봄 제공자는 이런 잠재적 함정의 강도를 줄이기 위해 언제나 조심하고 유념해야 한다.

경청에서 자주 나타나는 걸림돌

- **서두름**Haste: 서두름은 경청에 가장 바람직한 조건을 제공하지 못한다. 환자들은 돌봄 제공자가 환자를 위한 시간이 없다는 것을 본능적으로 안다.
- **불안**Anxiety: 불안한 사람들은 자신이 돌봄 제공자로서 합당한가를 종종 걱정한다. 이러한 걱정스러운 기운은 최선의 의사소통이 일어나는 길을 가로막는다. 불안한 사람들은 종종 주로 자신이 대부분 이야기한다.
- **피상성**Superficiality: 관계 맺음이란 침묵을 말로 메우는 것과 같다고 생각하는 사람들이 있다. 그들은 날씨, 스포츠, 정치, 유행, 정원 가꾸기 같은 여러 주제를 획획 훑는다. 그러나 그들은 환자의 마음에 귀 기울이는 데에는 어려움을 보인다.
- **조급함**Impatience: 어떤 이들은 환자의 말을 끊고 끼어들어 자기 생각과 말들로 마무리 지으면서 '대화를 끌고 가는' 경향이 있을 수도 있다.
- **판단**Judgement: 어떤 돌봄 제공자들은 경청하기보다는 오히려 자신의 가치관이나 판단을 언어적 비언어적으로 강요하려는 경향이 있다. 참된 경청이란 상대방을 위한 사랑의 자리를 마련해주는 것이다. 이는 지금 나누고 있는 이야기에 꼭 동의해야 한다는 뜻은 아니다. 상대방의 이야기를 잘 들었고 고마운 마음으로 받았다는 것을 인정한다는 뜻이다.
- **산만함**Distractions: 좋은 의향을 갖고 도움을 주는 이들 가운데에도 내면의 수다(가정사, 업무 관련 압박, 예정된 약속, 늘어나는 일감) 때

문에 분심(分心)이 들어서 경청에 어려움을 느끼는 이들이 있을 수 있다. 가끔은 직접적 환경(내밀한 이야기를 나누기 힘든 분위기, 텔레비전 게임 프로그램이나 드라마, 근처에서 들리는 대화들과 웃음소리, 사이렌 소리와 바깥의 차 소리) 때문에 분심이 생길 수도 있다.

- **설교**Preaching: 어떤 이들은 자신의 역할이 '문제 해결사'라고 여긴다. 그들은 실제로 존재하지 않을 수도 있는 문제들에 이런저런 제안을 하기 위해 꺼낼 말을 찾느라 건성으로 듣는다. 환자의 상황에 맞아떨어지지 않는 영적 조언을 강요하게 될 수도 있다. 어떤 이들은 이것을 '값싼 은총'이라고 일컫는다. 이는 틀에 박힌 영적 조언을 제공함으로써 환자의 실제 문제들에서는 멀어지는 길이 될 수 있다.
- **선택적 듣기**Selective Hearing: 도움을 주는 이가 자신에게 익숙한 메시지들에만 선택적으로 귀 기울이는 상황이다. 환자가 앞으로의 수술이나 불확실한 결과에 대한 두려움을 이야기하는데도, 둔감하거나 불편한 방문자는 이러한 염려는 싹 무시해버리고 메뉴 선택이나 스포츠 경기 결과 같은 겉도는 이야기들로 화제를 돌린다.

요약하면, 돌봄 제공자가 자신과 환자 사이에 무의식적으로 갖다 놓을 수 있는 모든 장애물을 살피면서 충분히 자기 성찰을 하는 것이 중요하다. 효과적인 경청은 끊임없이 완성해야 할 기술이다. 더 나은 경청자가 되어가는 과정에서 기울여야 할 노력에는 끝이 없다.

응답하는 법 배우기

수백 건의 대화를 관찰한 결과, 응답들은 크게 여섯 가지로 분류할 수 있다.

구분	두드러진 응답
평가	평가성 응답. 환자의 생각이나 행동에 대해, 비판이든 승인이든 윤리적 판단을 표현하는 응답들. 자칫하면 도덕적 심판관의 태도를 드러낼 수도 있다.
해석	사람들의 말을 해석하려는 경향의 응답. 응답하는 사람 자신이 이해하고 싶은 것을 고르고 자신에게 중요한 것을 찾는다. 그 결과, 상대방의 말을 왜곡할 수 있으며 그의 생각을 바꾸어 놓는다.
지지	지지성 응답. 격려와 도움을 주며 듣는 이를 어르고 긍정해주는 응답들. 상대가 문제를 비극적으로 받아들이는 것을 피하게 하려는 의도이지만, 가부장적 태도를 보일 위험이 있을 수도 있다.
질의	질의성 응답. 응답하는 사람이 더 많은 것을 알아내려고 애쓰고, 자신이 보기에 중요한 쪽으로 대화를 이끌려는 경향이 있다. 그러다가 대화를 지휘하게 되고, 상대를 침해하거나 지나치게 몰아붙이게 될 수도 있다.
해결	문제에 대한 즉각적 해결에 이르는 것을 목표로 하는 응답. 상대의 행동을 촉구한다. 이런 방식의 응답은, 문제에 대한 자신의 해결책을 제안하느라 상대의 불편과 슬픔은 너무 쉽고 빨리 무시하고 지나가게 된다.
이해	공감하고 이해하는 응답. 상대가 겪는 문제 속으로 진심으로 들어가려는 노력을 보여준다. 이러한 이해의 태도는 개방성을 촉진하고, 말하는 이가 더 마음을 열게 한다. 아무 편견이나 선입관 없이 들어주고 있다는 것을 그도 느끼기 때문이다.

Roger Mucchielli, *Apprendere il counseling, manuale alla relazione e al colloquio di aiuto*, Erickson, Trento, p.28.

이해하고 공감하는 응답

돌봄 제공 영역의 전문인들과 자원봉사자들은 도움을 주는 방식에서 다양한 모습을 보이며, 그 가운데 더욱 효과적인 방식들이 있다. 환자를 관심의 중심에 놓는 일에 얼마나 열려 있는가 하는 수준에 따라 세 단계로 구분할 수 있다.

- **무관심**Apathy: 거리를 두고 냉정한 자세를 드러냄으로써, 관계를 비인격적인 것으로 만든다. 이러한 딱딱한 전문가주의는 과도한 업무량이나 흔히 '번아웃 증후군'이라고 하는 피로 때문일 수도 있다. 이런 유형의 관계에서는 아무도 성장할 수 없다.
- **동정**Sympathy: 마음 가는 대로 이끄는 것은 자칫 상대의 고통에 지나치게 감정을 이입할 위험이 있다. 전문가라도 누군가의 고통을 보면서 자신의 아물지 않은 예전 상처에 대한 기억이나 감정이 다시 고개를 들 수 있다.
- **공감**Empathy: 공감이 우리가 키워야 할 가장 바람직한 자세이다. 이것은 무관심이나 동정과는 근본적으로 다르다. 상대의 고통에 지나치게 감정을 이입하지도, 자신의 짐처럼 떠안지도 않으면서 그 고통 안으로 들어갈 줄 아는 분명한 능력을 말한다. 상대의 생각과 감정 앞에 함께 있지만, 아무것도 바꾸려고 들지 않고, 상대가 이야기할 수 있도록 적정선을 지켜준다.

공감에는 다음과 같은 것이 요구된다
- 상대방을 나의 관심의 한복판에 두는 능력
- 상대의 생각과 감정을 경청하고 수용하며 이해하기
- 나의 해석으로 끼어들지 않으면서, 상대방이 왜 그러한 특정한 감정과 생각과 어려움을 갖게 되었을지 생각해 보게 하는 것

공감은 다음과 같은 행위와 능력을 통해 더욱 분명하게 드러난다

- 비언어적 몸짓, 몸짓 언어, 목소리 어조.
- 솔직하고 적절한 질문들을 통해 상대의 내면을 살필 줄 아는 능력. 침묵이 어색하지 않도록 배려하고, 말로나 몸짓으로 긍정함으로써 상대가 성찰하면서 응답할 시간을 충분히 준다.
- 상대가 나눈 감정과 내용을 세심하면서도 간단하게 재구성하거나 다른 말로 바꾸어 표현하기. 상대가 그들의 생각에 더욱 깊이 들어가, 심지어 자신도 미처 알지 못했던 것을 살펴볼 수 있게 함으로써 통찰을 얻는 데 도움을 준다.
- 환자의 관심사의 본질적 핵심을 파악하는 능력. 이를 애정을 담아 말로 표현하거나, 적절하다면 기도로 바칠 수 있다.

상담을 위한 인본주의 학파의 기여

인본주의 심리학의 창시자인 칼 로저스Carl Rogers는 무조건적 수용을 상담 관계에서 가장 중요하게 보는 상담법을 개척했다. 로저스가 제시한 기법을 실천하려면 효과적인 상담을 위한 몇 가지 자질들을 키워야 한다.

로저스가 꼽은 좋은 상담의 기본 태도들은 다음과 같다.
- 수용Acceptance
- 존중Respect
- 진정성Authenticity
- 내담자에 대한 긍정적 생각Positive consideration of the person
- 공감Empathy

내담자를 동행하는 일에서 로저스가 중요하다고 여긴 기법은 다음과 같다.

- 관찰 능력 Capacity to observe
- 특이성 Specificity
- 직접성 Immediacy
- 구체성 Concreteness
- 직면 Confrontation

이러한 태도를 발전시키고 기법을 배우며 공감을 실천하는 과정은 겸손과 훈련, 감독, 꾸준한 연습, 환자를 관심의 중심에 놓을 줄 아는 태도를 요구한다.

사목자는 지침으로 제시된 이러한 지향들을 얼마나 적용할 수 있는지 그 척도에 따라 치유의 현존이 될 수 있을 것이다.

 환자 방문

어느 노인과의 대화

존은 노인 요양원 입소자이다. 아내는 세상을 떠났고, 두 자녀는 결혼해서 먼 곳에 떨어져 산다.

대화: 존 = 존, 방 = 방문자

방1: 안녕하세요, 존?
존1: 오늘은 썩 좋지 않네요.
방2: 오늘 뭐 불편하신 것 있어요?
존2: 여기 있는 다른 사람이 좀 불편해요. 여기가 집처럼 느껴지질 않아요.

방3: 고충이 있으시군요, 존. 어디에 계시고 싶어요?

존3: 루이사가 떠난 뒤로 모든 게 바뀌었어요. … 여기 사는 게 아주 힘들어요. … 내가 쓸모없이 느껴지고 … 혼자라고 느껴져요.

방4: 부인이 그리우시군요. …

존4: 네. 우리는 40년을 함께했으니까요. … 우리는 행복했지요. 뭐든 함께했어요. … 정말이지 우리는 꼭 붙어 지냈어요. 2년 전에 세상을 떠났는데 … 그런 일이 너무 빨리 일어났어요. 그때부터 모든 게 바뀌었어요. 받아들이기가 어려워요. … 홀로 살 수가 없었어요. 언제나 슬펐어요. … 잘 먹지도, 잘 자지도 못했어요.

방5: 여기 오신 건 직접 선택하신 거예요? 여기엔 함께 있을 사람들이 있어서요?

존5: 저는 선택의 여지가 없었어요. 혼자 집에 있었고 아무것도 할 마음이 내키지 않았죠. 그냥 이대로 계속 지내기가 너무 어렵다는 생각만 계속 들었어요. 자녀들은 멀리 있어서 함께 살 수 없었고요. 그러다 소화기 쪽에 문제가 좀 생겨서 입원했어요. 그런 다음에는 여기 와야 했죠. 다른 선택의 여지가 없었어요.

방6: 그런데 아직도 혼자라고, 쓸모없다고 느끼시는군요. 그렇지요?

존6: 예. 그런 것 같아요. 저는 여기가 편치가 않아요. 제게 삶은 더 이상 큰 의미가 없어요. … 루이사가 없으니 계속 살아가기가 어려워요.

방7: 자녀들은 어떤가요?

존7: 자식들은 올 수 있을 땐 오지요. 적어도 일주일에 한 번은 전화도 하고요. 하지만 개들도 자기들 가정이 있고 아이들도 있어서 형편이 여의치 않아요. 자식들이 저를 사랑한다는 걸 알아요. 하지만 예전 같지는 않지요. … 아내가 그립습니다.

방8: 부인과 금실이 아주 좋으셨군요.

존8: 네. 우리는 아주 친밀했어요. 척 보면 서로 이해가 됐죠. 언제나 서로 존중하고 사랑했어요. 우리는 언제나 서로 의지하고 도울 수 있었어요. 아내는 심장마비로 갑자기 세상을 떠났는데, 저는 꼭 누가 아내를 훔쳐 간 것만 같아요. 제 인생에서 … 아내를 … 도둑맞은 느낌이에요.

방9: 정말 힘드시겠어요….

존9: 네, 속이 온통 부서진 느낌이에요. 무척 외로워요. … 마음에 큰 구멍이 생겼어요. 삶이 너무나 바뀌었어요! 우리는 은퇴해서 평화롭게 오랫동안 함께 살 꿈을 꾸었었어요. 그 꿈이 사라졌어요. … 무너져 내렸어요. 루이사 생각을 많이 하는데, 생각하면 할수록 속에 응어리가 생겨요. 다른 사람들과 이야기 나눌 수도 없는 것 같아요. … 다른 사람들은 제 감정을 이해하지 못해요. 여기서 그들은 제가 그저 영화나 보고 빙고 게임이나 하기를 바라지요. 이런 이야기를 하는 건 지금이 처음이에요.

방10: 미래에 대한 꿈과 희망을 품고 계셨는데, 그것이 다 깨졌군요.

존10: 네, 그래요. 그렇게 일찍 끝나리라고는 생각지도 못했어요. 우리는 서로 정말 사랑했어요. … 다시 돌아올 수 없는 것에 계속 머물러 있어서는 안 된다고 생각해요. 우리는 참 좋은 세월을 보냈어요. 그것에 감사해야겠지요. 내가 잃어버린 것만 생각할 게 아니라 내가 누린 모든 것을 생각해야겠어요. 이렇게 방문해 주셔서 정말 감사해요. 괜찮으시면 다시 또 들러 주시겠어요?

방11: 존, 다시 올게요. 오늘은 그만 가 보겠습니다.

그룹성찰을 위한 질문

1. 도움을 주는 이의 개입에 대한 평가:
✓ 긍정적 측면들
✓ 한계
2. 존이 경험한 상실은 어떤 것들인가? 그가 표현한 감정들은 무엇인가?
3. 나이 듦이라는 주제에 관하여, 노인들이 겪는 여러 가지 상실을 열거해 보자.
4. 상실 앞에서 노인들이 취하는 태도들은 어떤 것들이 있는가? 그런 태도를 형성하는 데 영향을 미치는 요인들은 무엇인가?
5. 자신이 속한 문화에서 노화에 대한 '축복'과 '저주'를 생각해 보자.
6. 젊음은 미래에 대한 예언이다. 젊은이들이 나이 듦을 준비할 수 있는 길은 무엇인가?
7. 나이 듦의 좋은 모범이 되는 성경 속 인물들을 찾아보자.
8. 그리스도교 공동체가 노인을 더 잘 존중할 수 있는 길은 무엇인가? 노인들이 그리스도교 공동체에 더욱 소속감을 느끼고 공동체로부터 더 큰 보살핌을 받으려면 어떤 관심과 계획들이 도움이 되겠는가?

방문에 대한 평가

이 대화는 두 부분으로 나눌 수 있다. 첫 부분에서는 방문자가 지시적 태도를 보이고, 대화는 질문들로 채워지며 때로는 적정선을 넘어 침범하기도 한다.

둘째 부분에서는 존이 주체가 되고 방문자는 더욱 세심

하며 존의 생각과 감정들을 따라가는 모습을 보인다[방 8, 방9, 방10].

이 만남의 목적은 존이 아내에 대한 사랑과 함께한 추억을 이야기할 여지를 주면서 자신의 슬픔을 말로 표현할 수 있게 돕는 것이었다.

존의 삶에서 핵심 사건은 아내의 죽음과 그 상실 이후 따라온 모든 것이다[존2, 존3, 존4, 존5, 존6, 존7, 존8, 존9].

존의 고통과 외로움 속에서도, 대화 끝에는 희망의 요소들이 드러났다. 예를 들면, 방문에 대해 열려 있고 고마워하는 태도나, 특히 "내가 잃어버린 것만 생각할 게 아니라 내가 누린 모든 것을 생각해야겠어요."[존10] 같은 말이 그러히다.

그러한 성찰이 다음에 그와 나눌 대화의 출발점이 될 수 있다.

VIII. 전인적 치유

유다-그리스도교 전통의 핵심에는 충만한 삶과 구원에 대한 길잡이가 있다. 그것은 사랑의 세 차원과 그러한 사랑을 어떻게 증언하는가에 관한 두 개의 큰 계명을 중심으로 삼는다(루카 10,27 참조).

건강한 삶과 영성은 세 방향 모두의 통합과 관련된다.

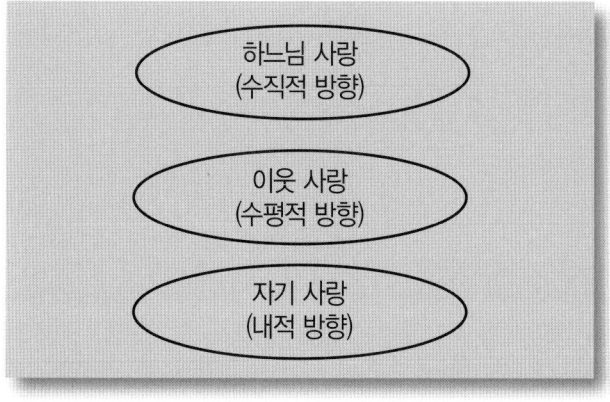

하느님과 이웃과 자신을 사랑하는 길은 다음과 같은 차원들을 포함한다.

> **마음**을 다하고(정서적 요소)
> **정신**을 다하고(인지적 요소)
> **힘**을 다하고(육체적 요소)
> **영혼**을 다하여(영적 요소)

유다-그리스도교 메시지는 전인적 치유의 물을 길을 수 있는 풍요로운 샘이다. 이는 인간 전체를 오롯이 존중한다. 나머지 차원들의 중요성을 평가절하하면서 한 차원의 가치를 절대화할 위험이 언제나 존재한다.

물질주의와 유행이 만연한 문화에서는 한 인간의 다른 측면들을 희생하면서까지 육체적 이미지를 과도하게 강조할 수 있다. 신체를 젊고 건강하고 아름답고 매력적이고 완전하게 유지하는 것에 관한 사회적 압박이나 대중을 선동하는 기대치가 있을 수 있다. 성형외과 의사들의 꽉 찬 일정은 이런 유행을 증언한다.

작은 주름이나 피부의 티끌까지 관리하려는 이러한 강박적 요구는 정신과 영성을 돌보는 일을 소홀히 할 위험이 있다.

이러한 편향된 초점은 병원에서까지 이어져, 환자의 신체적 문제(엑스레이 촬영, 실험실 검사, 바이털 사인 체크)에만 모든 관심을 집중하고, 환자가 원하는 정보나 유대감, 관계, 영적 요구와 관심사 같은 요구에는 거의 관심을 기울이지 않을 수 있다.

인간적인 보건 의료는 육체적 치유에서 전체적 치유 또는 한 개인의 역사를 아우르는 치유로 관심을 조정하도록 요구한다.

육체적 측면에만 관심을 국한하지 않으면서, 신체에 관련된 관심사와 한 인간 전체를 구성하는 복잡하고 고유한 차원들 사이에 균형을 맞출 필요가 있다.

치유의 기술에는 한 개인의 다양한 '역사'를 식별하고 응답하면서, 각 시점에 더 큰 관심과 돌봄이 필요한 측면이 무엇인지 세심하게 알아차리는 능력이 필요하다.

개인의 역사에는 다음과 같은 것이 포함된다

- **육체적 차원**: 한 개인이 자기 몸과 맺는 관계에 관한 것으로, 외모, 질병, 신체적 손상, 섭식, 운동과 이동 등이 포함된다.
- **정서적 차원**: 감정과 욕정, 상처, 사랑, 이별, 상실 등과 관련된다.
- **인지적 차원**: 지적 관심사, 능력, 학습 방식, 타인과 소통 방식 등을 포함한다.
- **직업적/사회적 차원**: 이 분야는 노동 기술, 직업 선택, 가족 내 역할, 사회적 역량과 상호 작용 역량 등으로 특징지어진다.
- **영적 차원**: 개인 역사에서 이 영역의 관심사는 개인의 가치 체계, 윤리적 지향, 영적/종교적 헌신으로 드러난다.

어느 주어진 시점에 환자의 요구에 효과적으로 응답하기 위해서는 그때까지 열려 있는 개인 역사의 문을 통해 드러나 있는 문제를 식별하고 상처 입은 영혼에 다가갈 수 있어야 한다.

왜곡된 생각이나 잘못된 정보 때문에 주된 문제가 발생하였을 때는 아마도 환자의 지성을 통해 접근해야 할 것이다. 문제를 언급하지 않았다고해서 그대로 지나치는 것은 환자의 마음 속으로 들어가는 데에 걸림돌이 된다.

그런가 하면, 가족 간의 갈등 관계나 과거의 아물지 않은 상처가 원인일 때는 마음의 문제에서 대화를 시작해야 한다. 이렇게 심한 마음의 상처들이 어쩌면 처음에 환자가 병원을 찾게 된 원인일 수도 있다.

영적 관심사들이란 불운이나 인생의 무의미함 때문에 느끼는 우울감, 충족되지 않은 기대 때문에 하느님께 느끼는 분노, 누군가를 도저히 용서할 수 없음, 그리고 현재의 영적 상처 그 밑바닥에 있는 온갖 문제들을 일컫는다.

노련한 도움 제공자는 치유에 열려 있는 문이 어딘지, 즉 육체, 정신, 마음, 영혼 가운데 자신이 어느 문으로 먼저 들어가야 할지 식별하는 법을 안다. 물론 이 차원들은 서로 연결되어 있지만, 대화의 초점을 어디에 맞추어야 할지 환자가 단서를 주고 있다는 뜻이다.

관계의 모자이크

병리학자는 현미경으로 세포들을 관찰하여 필요한 진단 정보를 수집한다. 마찬가지로, 사목자는 환자가 나누는 이야기에 귀 기울이고, 그의 현실을 구성하는 중요한 조각들로 만들어진 모자이크에 관심을 기울임으로써 그의 내적 상태를 이해하려고 노력한다. 다섯 차원의 역사(육체적, 정서적, 지적, 사회적, 영적)에 관련된 문제들뿐 아니라, 인간 상호 작용을 특징짓는 모든 문제, 고려해야 하는 모든 문제에 관심을 기울여야 한다. 다음 도식은 Pangrazzi(1999)[1]에서 가져온 것이다.

---

1) A. Pangrazzi, *Sii un girasole accanto ai salici piangenti*. Ed. Camilliane, Torino, 1999, p.70.

VIII. 전인적 치유

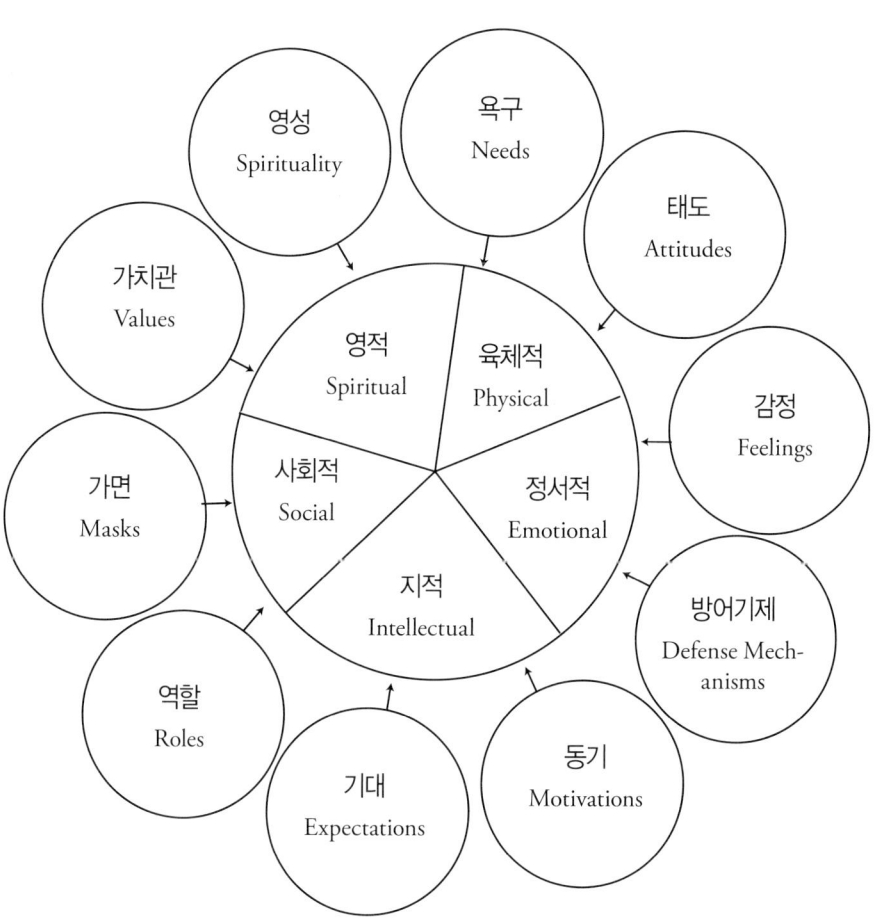

이제 인간관계의 다채로운 모자이크를 나타내는 구성 요소를 분석해 보자. 욕구에서 시작하여, 모자이크의 각 색채를 간단히 살펴볼 것이다.

욕구

매슬로는 인간의 기본적 욕구 단계를 피라미드로 체계화하고, 생리적 욕구를 시작으로 서로 다른 다섯 단계로 구분하였다.

- 생리적 욕구
- 안정의 욕구
- 소속의 욕구
- 자아 존중의 욕구
- 자아실현의 욕구

도움 제공자는 위의 욕구들 가운데 환자의 현재 욕구를 듣고 이해하며 이를 해결할 방법을 찾도록 요구받는다.

태도

돌봄 제공자가 환자와 나누는 모든 것은 이른바 '**태도**'라 일컬어지는 것을 통해 이루어진다. 도움 제공자는 환자에게 매우 다양한 태도를 보일 수 있는데, 그 가운데 몇 가지를 들어보면 다음과 같다.

- 받아들이거나 거부하거나
- 따스하거나 냉정하거나
- 민감하거나 무심하거나
- 공감하거나 무관심하거나
- 차분하거나 신경질적이거나
- 열려 있거나 무뚝뚝하거나

보건의료 전문가는 착한 사마리아인의 정신을 증언하는 태도를 키우는 것이 매우 중요하다.

감정

질병에 대처하다 보면 여러 감정이 드러난다. 어떤 감정은 환자 자신에게도 놀라운 것들이다.

우리는 어떤 감정들은 좋고(기쁨과 감사) 또 다른 감정들은 나쁘다고(슬픔, 분노, 죄책감) 생각하도록 길들어 왔다.

그러나 감정들은 그 자체로는 좋지도 나쁘지도 않다. 그저 그런 감정이 있을 뿐이다! 모든 감정이 고여 있지 않고 흐를 수 있게 하는 것이 중요하다. 환자가 분노를 표현하거나 눈물을 보이면, 감사든 분노든 그가 표현하는 것을 그의 삶의 실제 이야기의 일부로 다정하게 받아들이는 것이 중요하다. 그러한 활동이 이루어지는 안정적이고 편안한 관계가 마련되는 것은 돌봄 제공자 덕분이다.

건강하게 감정에 대처하기 위한 접근법은 다음의 단계들을 요구한다.
- **인식**: 감정들을 알아내고 이름을 붙일 수 있는 능력
- **이해**: 그 감정들이 어디서 비롯되었는지에 대한 이해
- **수용**: 긍정적 감정이든 부정적 감정이든 죄책감 없이 그것들을 인정하고 품어 안기
- **표현**: 감정들은 내적 기운이며 흘러나와야 한다. 감정들을 부정해 버리면 그것을 자신의 것으로 인정할 수 없다.

감정을 표현하는 방식은 크게 세 가지다.
- 언어적 표현
- 비언어적 표현(태도, 표정, 예술적 표현)
- 행실(가정과 직장에서의 행동)

감정을 표현하는 다양한 통로들을 활용한다면 자유로워져서 보다 건강한 삶을 살 수 있게 된다.

방어기제

방어기제는 인간이 자신의 안녕에 대한 위협에 대처하기 위해 의식적 무의식적으로 작동시키는 행동들이다. 사람들은 살아가면서 때때로 이러한 생존 도구들을 사용하게 된다.

질병이 찾아왔을 때 자주 동원되는 방어기제들로는 부정하기, 퇴행, 고립, 억압, 신체화, 회피, 합리화 등이 있다.

방어기제가 소기의 목적을 다하고 난 뒤에도 오랫동안 계속되어, 현실 대처를 가로막는 심리적 장벽이 될 때 문제가 생긴다. 그럴 때 관계들이 고통받고, 영적, 정서적 성장도 방해받는다.

동기

동기는 우리가 움직이고 행동하며 세상을 변화시키고 적어도 우리 주변을 변화시킬 수 있게 하는 생명의 기운, 내적 연료이다. 긍정적 동기가 없으면 쉽게 지루함을 느끼고 시도해 보기도 전에 문제에 굴복하게 된다.

복음에서 예수님께서는 병자들의 동기를 자주 물어보셨다. "내가 너에게 무엇을 해 주기를 바라느냐?"

적절한 동기는 병에서 낫고 상실에서 회복하며 위기를 극복하고 우리의 인생길에 닥치는 여러 도전에 직면하는 데 꼭 필요하다.

동기는 내면에서 비롯되어야 한다. 아무리 바란들, 다른 이에게 동기를 제공할 수는 없다. 약물이나 알코올에 의존하는 사람들은 자신의 문제를 직시하고 해야 할 일을 하려는 동기를 갖지 않는 한 나을 수 없다. 중독자 자신이 자기 문제를 해결하기 위해 뭔가를 하려는 의지가 없다면, 다른 이들의 좋은 지향과 격려도 별 도움이 되지 않는다. 마찬가지로 보건 종사자는 환자에게 자신의 최선을 내어줄 수 있도록 자기의 동기와 사명감을 꾸준히 깊고 새롭게 다듬어야 한다. 이것이 환자들 안에 있는 치유의 내적 열망에도 불을 붙일 수 있을 것이다.

기대

모든 사람은 타인, 곧 가족이나 친구, 정치인과 교회에 수많은 기대를 품고 있을 것이다. 다른 사람들이 자신에게 거는 기대에서 빠져나갈 수 있는 사람은 아무도 없다. 환자들도 예외는 아니다. 그들도 다양한 사람들에게 현실적으로든 비현실적으로든 자신을 위해 무언가를 해주기를 기대한다. 이러한 기대를 알아내고 표현하며 현실에 부합하여 해결하지 못하면, 좌절과 상처가 생긴다. 비현실적인 기대, 그래서 채워지지 못한 기대 때문에 생긴 거친 감정의 표현은 의료적 사회적 영적 안녕에 매우 중요한 관계를 해칠 수 있다.

역할

삶에서 우리는 모두 다른 사람과 관련하여 매우 다양한 역할을 하고 있을 것이다. 우리는 가정에서 부모나 자녀일 수 있고, 병원에서 의사나 간호사일 수 있으며, 교회 안에서는 성직자이거나 평신도일 수 있다. 대체로 이러한 개인적 직업적 역할들은 만족과 보람을 준다.

바란 것도 아니고, 특히나 반갑지도 않은 역할이 바로 '환자' 역할이다. 질병이 저절로 그렇게 만든다. 많은 임상 종사자들이 자신이 돌보는 사람을 바로 이런 역할로만 바라본다. 그들은 의무기록 차트나 모니터, 처방전에서 눈을 들어 그 너머에 있는 환자가 한 가정의 아버지나 어머니, 아들이나 딸일 수 있고, 더 큰 공동체 안에서는 교사, 학생, 기술자, 과학자, 변호사, 교수, 주부, 성직자일 수 있다는 것을 고려하지 않는다.

전인적 돌봄이란 환자가 삶에서 수행하고 있는 여러 역할의 가치를 소중히 여긴다는 뜻이다.

가면

가면은 한 개인 안에서 일어나고 있는 일의 진실을 감추는 방법이다. 가면은 여러 얼굴을 가질 수 있다. 유능함, 안심, 상냥함, 교만, 자신감 등이다. 이러한 가면은 상처받지 않게 자신을 보호하고, 책임을 회피하며, 자신의 연약함을 감추는 등 다양한 목적에 쓰이는 듯하다.

때때로 가면은 보호의 목적에 쓰인다. 가령, 심각한 병에 걸린 어머니가 속으로는 두려움과 정서적 고통을 느끼면서도 자녀들이 부담을 느끼거나 무서워하지 않도록 미소 짓고 노래를 부르는 것이다.

보건 종사자들도 종종 감정적 거리를 유지하기 위해, 또는 자신이 부족하다는 느낌을 숨기기 위해 가면을 요령껏 사용하기도 한다.

가치관

가치관은 한 사람이 삶을 어떻게 바라보고 대응하는가에 관한 방향성을 제시하는 내적 구조라고 정의할 수 있다. 개인의 기나긴 성장과 발달 과정에는 가치 체계 형성에 이바지하는 여러 영향력이 있다.

- ⇒ 가정
- ⇒ 학교
- ⇒ 교회
- ⇒ 사회
- ⇒ 친구
- ⇒ 대중 매체

물질주의와 상대주의가 남녀노소를 가리지 않고 사람들에게 강력한 매력을 발휘하는 시대에, 삶에 방향성을 제시할 가치 중심 윤리로 끊임없이 사람들을 불러들여야 할 필요가 있다.

우리 시대는 출산과 의학적 치료와 죽음을 둘러싸고 모든 영역에서 (정치적, 법적, 종교적) 치열한 윤리적 논쟁이 가득하다. 우리가 주위에서 볼 수 있는 수많은 갈등의 바탕에는 윤리적 의사 결정으로 드러나는 다양한 가치들이 있다. 보건의료 종사자들에게 중요한 과제는 그들 직업의 특징이라 할 수 있는 가치들(정직, 존중, 유능함)을 함양하는 것이다.

영성

깊은 영성 생활을 한다는 것이 꼭 특정 종교 전통에 소속된다는 것과 같은 말은 아니다. 사람들은 그들 주변의 영향들과 내면의 충동들 속에서 여러 방식으로 발전한다. 많은 이들에게, 특정 종교에 소속된다는 것은 자신의 선택보다는 문화적 영향력과 더 깊이 관련되어 있다. 한 개인의 발전의 모든 측면은 그가 출생한 지역에 큰 영향을 받는다. 언어와 식성, 문화적 전통, 종교적 지향에 이르기까지 그러하다. 이집트에서 태어난 사람은 무슬림이 되고, 핀란드에서 태어난 사람은 루터교도가 되며, 태국에서 태어난 사람은 아마도 불교 신자가 될 것이다.

그러나 세계 어느 지역에서든, 모든 종교 전통은 그 구성원들이 물질적 차원을 넘어 형언할 수 없는 초월적 영역으로 들어서도록 도우려 한다.

모두 본질적으로는 똑같은 곳에 이르기 위해서 익숙한 말과 상징과 예식을 사용한다. 그 목적지는 바로 하느님과 만남이다.

영성과 관련하여 우리는 다음과 같은 몇 가지 **특징적 요소들**을 제안한다.

- 생명 자체는 인간이 하느님께 열려 있는 영적 존재가 되게 하는 으뜸가는 가장 큰 선물이다.
- 하느님과의 관계는 자연, 예술, 역사, 인간관계 등 다양한 길을 따라 맺어질 수 있다.
- 빛과 그림자를 모두 아울러 자기 자신을 받아들인다.
- 일상의 사건들 속에서 영적 축복들을 발견한다.
- 삶의 궁극적 의미와 목적을 추구한다.
- 날마다 자신의 소임을 돌보면서 풍요로움을 발견한다.
- 평범한 삶 속에서 거룩함을 체험한다.
- 자신의 노동과 직업을 통해 가치들을 해석하고 증언한다.
- 삶에서 기도와 묵상의 역할을 깨닫는다.

- 모든 피조물을 소중히 여기고 자연과 하나 됨을 느낀다.
- 다른 이들을 통해 하느님과 친교를 추구한다.
- 삶의 목적의식과 사명감을 지닌다.
- 관상Contemplation
- 자신의 한계를 받아들인다.
- 용서의 필요를 체험한다.
- 순간과 시간이라는 소중한 선물을 유념하며 살아간다.

사목 종사자는 열린 마음을 갖고, 만나는 모든 사람에게 자신을 내어주며, 서로의 차이에 상관없이 맞아들이고 긍정하는 공통분모를 나눈다.

환자 방문

안토니오와 파울라의 대화

안토니오는 28세 에이즈 환자이며 약물 중독에 빠져 있다. 룸메이트 짐과 함께 아파트에 살고 있었는데, 짐이 그 전날 병으로 세상을 떠났다. 내가 도착하자, 안토니오는 짐이 세상을 떠났다고 알려주었다. "짐은 좋은 사람이었어요." 짐 이야기를 꺼내며 그는 이렇게 말했다. 방문 중에 나는 안토니오에게 슬픔을 이야기할 수 있게 했다. 그리고 떠나면서, 다음날 짐의 장례식에 참석하겠다고 약속했다.

장례식이 끝나고 다음 날 아침, 나는 다시 안토니오를 찾아갔다.

대화: 안=안토니오, 파=파울라

파1: 안녕하세요, 안토니오. 좀 쉬었나요?
안1: 거의 못 쉬었어요. 짐 생각을 하고 있었어요. 장례식엔 가셨나요?

파2: 네. 어제 아침에….

안2: 사람들이 많이 왔나요?

파3: 네. 짐의 부모님과 여동생, 사촌들, 숙모님, 수녀님 몇 분이 오셨고, 짐을 방문하셨던 본당 신부님이신 로렌조 신부님이 오셨어요. 신부님이 장례식을 집전하셨죠. …

안3: 아, 부모님이 오셨었군요. … 부모님이 오셨다니 좋네요.

파4: (안토니오가 아주 수심 가득한 것을 보고는) 슬프고 걱정스러우시지요. … 혹시 언젠가 그날이 오면 당신을 위해서는 누가 와 줄까 생각하는 건가 궁금하네요.

안4: 어떻게 아셨어요? (말을 계속 이어간다.) 저희 부모님과 형들이 오면 좋겠어요. 저는 세 형제 중 막내인데 가장 버릇없이 자랐지요.

파5: 가족들에게 사랑을 받는다는 건 좋은 거지요. … 인생에서 어려운 순간들을 맞닥뜨리는 데 도움이 돼요.

안5: 네, 그래요.(다시 자기 생각에 잠긴다.) 장례식은 어땠나요?

파6: 감동적인 경험이었어요. 사랑하는 사람에게 작별을 고하는 건 언제나 어려운 일이죠. 우리는 짐이 무엇을 원했을지 생각하면서 전례를 준비했어요. 짐이 좋아하던 욥기의 구절을 골랐지요. … 로렌조 신부님의 강론도 아주 감동적이고 짐에게 꼭 맞았어요. 그분은 짐을 잘 알고 계셨으니까요.

안6: 저도 그런 장례식을 치르고 싶네요! 짐의 죽음은 많은 것을 생각하게 했어요.(안토니오가 감정에 북받친다. 나는 응원하는 마음으로 그의 손을 잡아준다.)…. 다음 차례는 내가 될 거라는 생각이 들었어요…. (그러다 갑자기 이렇게 반응한다.) 그런데 왜 제가 죽어야 하죠? 왜요?

파7: (그의 질문이 폭탄처럼 나를 훅 치고 들어왔다. 신학적 대답을 하고 싶지는 않아서, 나도 그의 내적 고통과 조화를 이루려고 애썼다.) 어떤 감정인지 알겠어요. … 이렇게 젊은 나이에 죽어야 하는 까닭은 이해하기 어려워요. 저도 이유를 모르겠어요. … 아무도 이해할 수 없는 신비예요. 저도 궁금해요. … 하지만 정말 모르겠어요!

안7: 당신은 착하네요. 사람들이 저에게 이것이 하느님의 뜻이라고 하거나 다른 아름다운 이야기들을 할 때면 화가 났어요. 저는 죽고 싶지 않아요. … 저는 살고 싶어요. 저는 큰 희망이 있고 이게 제가 계속 나아갈 수 있게 해 줘요. 제 상황에 아무 해결책이 없다는 걸 알아요. 아마 저는 일이 년 안에 죽겠지만, 최선의 삶을 살고 싶어요. … 제가 언제 떠나든지 간에요.

파8: (그의 태도에 감동되어) 안토니오, 당신의 성찰은 정말 깊이가 있고 저에게도 도움이 되네요. 할 수 있는 만큼 최대한 충만히 살고자 하는 이런 당신의 바람은 정말 훌륭한 태도예요. (의사가 들어오는 것을 보고) 의사 선생님이 오시네요. 다음 주일에 다시 올게요. 괜찮지요?

안8: 네, 고맙습니다. 짐과 그의 죽음에 관해서 이야기할 수 있게 해 주셔서 감사해요. 주일에 기다리고 있을게요. 안녕히 가세요.

파9: 안녕히 계세요.

그룹성찰을 위한 질문

1. 파올라의 개입을 평가한다면 어떠한가?
2. 안토니오의 욕구, 감정, 자원들은 무엇인가?
3. 사람들은 HIV/AIDS 감염자/환자들에게 어떤 태도들을 자주 보이는가?
4. HIV/AIDS에 관해, 교회와 사회가 취하는 어떤 전략들이 문제 해결에 도움이 될 수 있겠는가?
5. HIV/AIDS 감염자/환자들을 위한 사목에서 우선순위에 놓아야 할 것들은 무엇일까?

방문에 대한 평가

최근에는 사용할 수 있는 약품들 덕분에 AIDS(후천성 면역결핍 증후군)가 더 이상 불치병이 아니라 만성질환이 되었다.

이 방문은 HIV(인간 면역결핍 바이러스)/AIDS 환자를 돕는데 특화된 보건 기관에서 한 방문이다.

두 가지 이야기를 제시한다. 첫 번째 이야기는 젊은 사망자 짐에 관한 이야기이고, 두 번째 이야기는 룸메이트의 죽음을 목격하며 자신의 미래에 관한 성찰과 두려움을 방문자에게 털어놓는 안토니오의 이야기이다.

파올라는 안토니오의 희망과 감정, 걱정과 감사함을 경청하고 동행할 수 있었다.

방문자는 도움이 되는 정보를 제공함으로써 긍정적 대화가 이루어지게 했고[파3, 파6], 환자가 지닌 자원들을 긍정해 주었으며[파5, 파8], 진실했고[파7], 앞으로 계속 지지할 것을 약속했다.

IX. 사목 직무의 구체적 관심 대상

사목적 돌봄은 아픈 이들에게만 초점을 맞추는 것이 아니라 다양한 개인 또는 집단들까지 포괄한다.

> **사목의 대상**
> 가정
> 의료진
> 공동체

각 집단에 적절한 개입을 제안할 수 있도록 이 집단들을 하나씩 살펴보자.

가정을 위한 사목

가정은 상호작용하는 개인들의 체계 또는 연결망으로 보아야 한다. 한 구성원이 긍정적 또는 부정적 영향을 받으면 가정 전체도 이를 느낀다. 질병과 입원은 가정 체계 안의 모든 이에게 압박을 주며, 모두가 어떤 식으로든 적응해야만 한다. 진단된 질병이 심각해질수록, 그 영향과 위협도 더 커진다.

먼저 우리는 가정이 사회 구조의 기초적 구성 요소이며, 각 개인의 삶에서 **두 가지 중요한 욕구**를 충족시킨다는 것을 기억하자.

1. 친밀감과 유대감 제공

유대감과 애착은 일생 계속되는 소속감에 본질적인 것이다. 고아나 버림받은 어린이들에 관한 연구에서 우리는 왕성하게 자라지 못할 때의 비극적 결과들을 볼 수 있다. 사랑으로 안아주는 부모님의 가슴은 사랑과 유대감에 대한 최초의 경험, 영속적 경험을 제공한다.

사랑하고 사랑받을 줄 아는 능력은 최초의 가정 안에서 표현되는 애정과 따스한 정도에 따라 형성되며, 한결같은 언어적, 비언어적 메시지를 통해 전달된다.

2. 경계에 대한 인식 제공

타인을 존중하고 적정한 선을 지키는 것은 가정의 또 다른 중요한 역할이다. 경계를 규정하는 것은 종종 아이에게는 아픈 가르침이 된다. 그러나 아이는 자신이 우주의 중심이 아니며 다른 이들도 역시 욕구가 있다는 것을 배워야 한다. 다른 아이들과의 놀이 시간이 보통 이러한 소중한 가르침을 위한 첫 환경이 된다.

아이가 자라면서 가정 안에서 **경계를 존중**하는 법을 보여주고 전해 주어야 한다. 이는 가정 안에서뿐 아니라 아이가 더 큰 세계로 나아감에 따라 보편적으로 관계들을 존중함으로써 일어난다.

여러 유형의 경계들을 그을 수 있다.
- 육체적
- 정신적
- 정서적
- 사회적
- 영적

예컨대, 영적 차원에서는 하느님의 뜻과 나의 뜻을 구별하는 것이 가장 큰 과제가 될 것이다. 우리는 사실 우리 자신의 욕구에서 비롯한 수많은 인식을 쉽게 하느님께 투사할 수 있다.

주요 사건들과 그 대응

모든 가정에는 고유한 역사와 사용 가능한 자원, 비극적 사건의 특성에 따라 저마다 위기에 응답하는 나름의 방식이 있다. 한 가정이 가족 구성원과 관련하여 맞닥뜨릴 수 있는 힘겨운 건강 문제들 가운데 다음과 같은 것들이 있다.
- 아픈 자녀
- 심각한 장애
- 정신 질환
- HIV/AIDS
- 만성 질환
- 알코올 중독
- 약물 중독
- 연로한 부모 또는 조부모

- 불치병
- 알츠하이머 등

모든 가정은 그러한 취약성 앞에서 각자 고유한 방식으로 대응한다. 가정의 다양한 반응을 다음과 같이 요약할 수 있다.
- 지나친 불안
- 보호
- 공격성
- 우울
- 죄책감
- 체념
- 비극적 생각
- 움츠림
- 도피
- 건설적 반응

사회사업가이며 가정에 관한 많은 글과 책을 쓴 작가 버지니아 사티어Virginia Satir(1916-1988)는 질병에 대한 가정의 응답의 여러 특징(부정적 및 건설적)을 밝혀냈다.

사티어가 말하는 "문제가 있는 가정 또는 제대로 기능하지 못하는 가정"은 다음과 같은 특징을 보인다.
- 권위주의 또는 과도한 통제
- 가족 구성원에 대한 파괴적 비판
- 중심인물의 상실/죽음 또는 부재
- 따스함의 부족 또는 구성원들의 관계에서의 거리감
- 내부 분열

⇒ 알코올, 근친상간, 정신 질환 등 특정 문제의 존재

"건강한 가정 또는 적절히 기능하는 가정"은 다음과 같은 특징을 지닌다.
- ⇒ 성숙한 감정 표현
- ⇒ 가족 구성원 간에 상호 존중과 자존감 증진
- ⇒ 열린 소통(개방성, 나눔, 대립, 지지)
- ⇒ 따라야 할 분명한 규칙 또는 규범
- ⇒ 신뢰와 참여와 협력의 태도로 드러나는, 사회와의 긍정적 관계
- ⇒ 역할의 유연성

이러한 태도가 분명 가정에서 질병에 더욱더 긍정적이고 건설적으로 대응하는 데 도움이 될 것이다.

환자와 가족은 하나의 돌봄 단위

가정은 환자 돌봄에서 중심적 역할을 한다. 진단에서 죽음이라는 최종 결과에 이르기까지 기나긴 질병의 여정은 모든 가족 구성원에게 고되고 고통스러운 길이다.

그러나 보건 종사자들이 가족의 역할을 무시하거나 하찮게 여기는 경우가 매우 잦다. 좋은 돌봄에서도 다음과 같은 틈을 발견하는 일이 드물지 않다.
- ⇒ 의료진이 가족을 자주 무시하거나 소외시킨다.
- ⇒ 환자 돌봄에서 의료진과 가족 사이에 갈등이나 경쟁이 자주 일어난다.
- ⇒ 가족들이 돌봄 과정에서 자주 걸림돌로 인식되고 가끔은 실제로 걸림돌이기도 하다.

- 많은 경우, 친지들은 자신들에게도 소중한 사람에 관한 절차나 결정에 관한 소식을 전해 듣지 못한다.
- 의사의 의사소통이 전문적이고 짧은 시간에 간단히 이루어지며 비인간적이다.

모든 사람의 유익을 위해, **가족들과 환자**는 하나의 돌봄 단위로 여겨지고 의사 결정과 돌봄의 모든 측면에 적극적으로 참여시키는 것이 중요하다.

의료진에게 도움이 되는 지침들로는 이런 것들이 있다.
- 환자의 요구와 가족의 욕구를 모두 고려하는 전체적 접근을 실천한다.
- 정보를 전달하고, 응답을 주거나 고려할 때, 의료적 개입의 선택을 놓고 그 부담과 유익을 설명할 때는 열린 소통 방식을 증진한다.
- 예상되는 슬픔 앞에서 가족 구성원들을 지지해 준다.
- 낙담하거나 우울해하는 이들에게 상담을 제공한다.
- 관련된 모든 이의 육체적 심리적 영적 관심사를 돌본다.

다음 도식에 나오는 동사들은 사목 종사자가 가족들에게 위로를 줄 수 있는 인간적, 영적 기여를 종합적으로 보여준다.

가족에게 도움이 되는 핵심 동사들

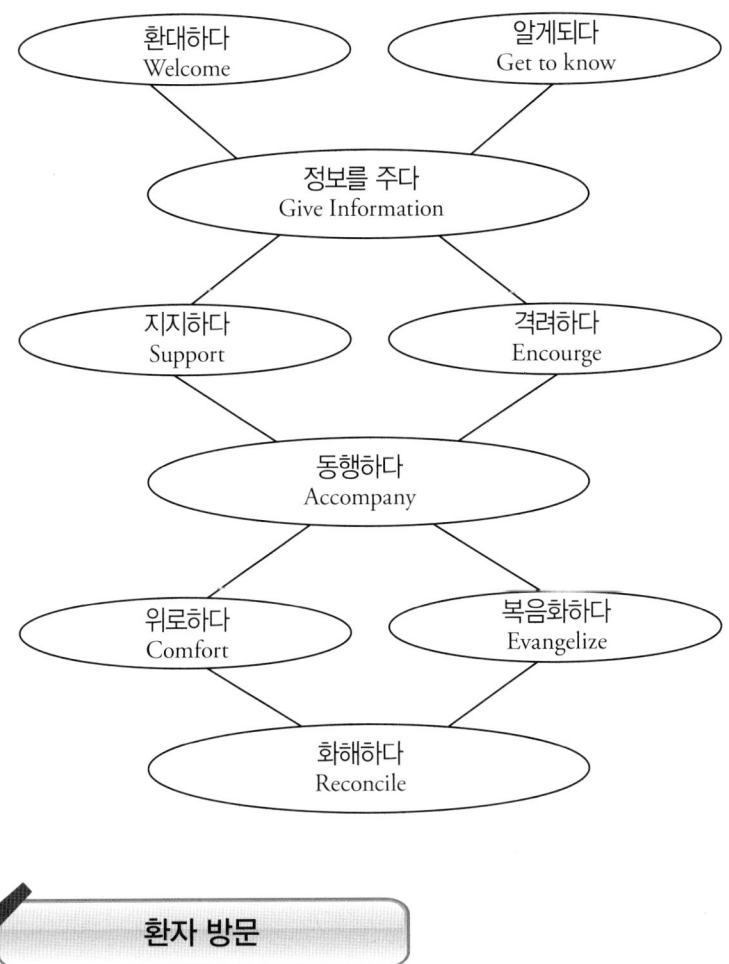

✓ 환자 방문

제가 다 망쳤어요!

 필은 원래 에티오피아 출신이다. 나이는 마흔이고, 씻지 못하고 수염도 깎지 못했다. 아내와는 오랫동안 별거 중이고 자녀는 두 명이 있다. 그는 간경변 진단을 받고 입원해 있다. 그는 겁먹고 떨고 있는 것 같다.

우리가 대화를 나누는 동안 나는 알코올이 그의 유일한 벗이었다는 것을 알게 됐다. 그는 인생에서 추락하는 과정에서 모든 것을 잃었다. 가정 폭력으로 결혼 생활은 박살 나고, 아이들은 위탁 보호 시설에 맡겨져 있다.

대화: 필=필, 벤=벤 신부

벤1: (문을 노크하며) 안녕하세요, 들어가도 될까요? (젊은 남자가 떨고 있는 모습을 본다.) 안녕하세요, 제가 방해했나요?

필1: 아니요, 신부님. 들어오세요.

벤2: 안녕하세요, 저는 벤 신부예요. (악수하고 옆에 앉는다.)

필2: 제 이름은 필이에요. 오늘 아침 배에 통증이 심해서 왔어요. 몇 가지 검사를 했는데, 아직 결과는 모르겠어요. 간호사는 간 쪽에 문제가 있다고 했어요. … (잠시 말이 끊어진 다음) 제가 술을 너무 많이 마시는 게 문제예요.

벤3: 왜 그렇죠, 필?

필3: 스물두 살에 술을 마시기 시작했어요. 지금은 마흔 살이고요. 결혼은 했고, 아름다운 아내가 있었죠. 아내는 언제나 제 걱정을 했어요. … 우리는 함께 두 아이를 두었었지요. 불행하게도, 제가 다 망쳤어요! 저는 술을 마시면 공격적으로 변하고 성격이 변했어요.(슬퍼 보인다.) 가끔 나는 아내를 때렸어요. 아내는 나를 참아주고 도와주려고 노력했어요. … 더 이상 견딜 수 없게 될 때까지요.

벤4: 술 때문에 잃은 모든 것을 생각하기만 해도 슬프신 것 같네요. …

필4: 맞아요, 신부님. 아내가 저를 떠났어요. 아이들도 떠났어요. 여러 해가 지났고 이제 가족들 소식을 몰라요.

벤5: 아이들과 가족이 정말 그리우시겠어요. …

필5: 아들 조나단이 생각나요. 저랑 친했지요. 일을 마치고 돌아오면 저를 기다리고 있곤 했어요. 저도 아들을 안아주고는 했지요. 제니퍼도 착했어요. (깊은 한숨) 아이들을 만날 돈을 모으려고 일하려고 애썼어요. 정원사 월급으로는 충분치가 않아요. 게다가 저는 계속 술을 마셨고, 그러니 전혀 도움이 안 됐죠.

벤6: 필, 당신 말을 들어보니, 당신은 문제를 분명히 알고 있네요. 문제를 해결하고 싶으세요? 문제를 해결하기 위해 뭔가를 해 볼 뜻이 있나요?

필6: 신부님, 저는 무엇을 해야 할지 모르겠어요.

벤7: 당신을 도와줄 수 있는 단체들, 당신을 기꺼이 지원해 줄 사람들이 있어요. 그리고 당신도 자기 자신을 좀 더 잘 돌보아야 하겠지요. …

필7: 저도 상황이 나아지길 바라요. 신부님, 방문해 주셔서 감사합니다.

벤8: 괜찮아요. 몸 잘 돌보세요. 다시 들를게요.

필8: 감사합니다, 신부님. 안녕히 가세요.

그룹성찰을 위한 질문

1. 방문자를 평가해 보자.(긍정적 측면과 한계들)
2. 인간의 다섯 차원(육체적, 정신적, 심리적, 사회적, 영적)을 생각해 보면, 현재 필의 상태는 어떻게 평가할 수 있겠는가?
3. 필의 신분증을 작성해 보자.(자아상, 상실, 감정, 욕구 등)
4. 필을 돕기 위한 사목 계획을 세워보자.
5. 이 문제를 더 넓은 관점에서 생각해 보면, 알코올 중독의 원인은 무엇인가?
6. 이 큰 문제를 해결할 가능성이 있는 해결책들은 무엇인가?
7. 가정은 어떠한 영향을 받았으며, 이 가족을 위해서는 무엇을 할 수 있겠는가?

방문에 대한 평가

필의 개인사는 매우 파란만장했다. 그는 이혼했고 15년 가량 자식들을 보지 못했으며, 이탈리아로 이주해 왔으며, 지금은 술 때문에 간경변 진단을 받고 입원해 있다. 알코올 문제는 그가 과거에 아내를 육체적, 언어적으로 학대하게 했다.

그는 병이 상당히 진행된 상태고, 이 문제를 해결할 강한 동기를 느끼는 것처럼 보이지 않는다. 그는 원목 사제의 방문에 열려 있고 고마워한다.

벤 신부의 긍정적 측면은, 기꺼이 필을 찾아가고 그의 삶을 바꿀 수 있게 도와주기를 바란다는 것이다. 그의 개입의 한계는, 필의 동기를 알아보지 않고 성급하게 신속한 해결책을 제시하려고 하며 알코올 의존 문제의 역학과 의미에 관한 지식이 부족하다는 것이다[벤7]. 도움을 찾아보라는 그의 제안은 적절한 방향이기는 하나, 구체적 전략이 없어서 그저 수사적이고 추상적인 제안으로 들린다.

X. 의료진을 위한 사목

의료진은 세 가지 유형의 지식을 키움으로써 착한 사마리아인의 본보기를 닮도록 부름을 받는다.

- **알기**To know: 공부와 훈련, 감독을 통해 필요한 기술을 모은다.

- **방법을 알기**To know how: 정보를 축적하는 것만으로는 충분하지 않다. 그것을 어떻게 실행에 옮기는지 아는 것도 중요하다. 특정한 상황에 꼭 맞는 정확한 기술을 적용하기 위한 확실한 기술과 기법이 존재한다.

- **존재하는 법을 알기**To know how to be: 개입할 때는 내적 가치를 알고 그 가치에서 영감을 받아야 한다. 교회가 병자와 보건의료인의 수호성인으로 선포한 가밀로 성인은 제자들에게 이런 말로 영감을 주었다. "여러분의 손에 더더욱 마음을 실으십시오." 마음에서

우러나오는 연민이 있을 때 더 잘 봉사할 수 있다는 뜻이다. 환자를 돌보는 이들은 적절한 윤리로 형성된 배려하는 태도를 길러야 한다.

의료인은 전문인의 자질을 갖추는 데 필요한 특별한 훈련들 외에도 여러 역량을 키우도록 부름을 받는다.

1. 인간적 역량

타인을 돌보는 이들은 열려 있고, 균형 잡혀 있으며, 진실하고, 분별력이 있어야 한다. 다양한 지식과 정보를 알고 있는 것만으로는 충분하지 않다. 선한 마음을 가꾸는 일도 필요하다. 인간적 역량을 갖추려면, 연민을 지니고 타인을 수용할 수 있도록 어느 정도의 자기 이해와 자기 수용이 필요하다. 그리스도교 인간학은 모든 인간 생명의 가치를 인정하고 확인하는 데 의미 있는 틀을 제공한다.

2. 관계적 역량

삶의 모든 측면은 관계의 맥락 안에서 일어난다.
의사는 약을 처방하기에 앞서, 친절하고 전문적이며 긍정하는 태도를 통해 자신의 현존으로 이미 치유의 힘을 지니고 있음을 명심해야 한다.
의사는 간결하고 분명하게, 인내심을 갖고 부드럽게 소통함으로써, 힘든 소식을 전할 때나 세부적인 치료 선택지들을 알려줄 때 매우 필요한 신뢰와 희망의 관계를 세울 수 있다.

3. 영적 역량

보건 직종은 매우 신성한 사명이며, 육체적 심리적 영적 차원 등 치유의 모든 차원에 대한 특별한 민감성을 요구한다.

성직자는 환자들의 영적 종교적 요구를 알아내고 그것이 충족되도록 돕는 일에서 의료진에게 큰 도움이 될 수 있다.

4. 윤리적 역량

의사와 간호사들은 개인적 양심과 가치의 상대주의를 구별하도록 특별한 관심을 기울인다. 인간의 존엄과 신성함은 출생에서 자연사에 이르기까지 언제나 존중받아야 하며, 이와 더불어 비례성 원칙[Principle of proportionality, 과잉금지 원칙]을 적절히 존중해야 한다. 따라서, 치료의 적극성은 삶의 마지막 단계에 가장 적절한 임종 돌봄과 균형을 맞추어야 한다. 과학에 지혜가 더해져야 한다. 모든 경우에, 특정 생명의 가치를 무시하는 적극적 안락사를 경계해야 한다.

동기와 직업

모든 직업이 마찬가지이지만, 보건계에 계속하여 적절히 투신하기 위한 핵심 요소는 자기의 동기를 검토하는 것이다. 보건직에 대한 투신의 정도는 환자에게 봉사하려는 동기의 깊이와 온전히 연관된다. 자신이 하는 일에 대해 정서적, 영적으로 더 이상 보람을 느끼지 못한다면, 이러한 태도는 노동 환경 전체에 퍼진다. 반면 강렬하고 적극적인 헌신은 보건기관 안에서 보건인의 증언을 더욱 생생하게 만들 것이다.

동기를 더욱 심화 하는 과정은 다음과 같은 단계를 요구한다.
- 동기를 이해하기(이 직업을 선택한 이유)
- 동기를 깊게 하기(나무의 힘은 뿌리의 깊이에 달려 있다)

➡ 동기를 정화하기(봉사를 방해하는 걸림돌들을 알아낸다)
➡ 동기를 새롭게 하기(환자들에게 더 잘 봉사하고자 하는 동기에 새로운 활력을 불어넣을 방법과 교육 기회들을 찾는다)

동기가 불분명할 때는 다음과 같은 부정적 결과가 나타날 수 있다.
➡ 인격적 관계보다는 기능적 관계
➡ 환자와 동등하기보다는 환자보다 우월한 태도
➡ 돌봄 팀과의 협력보다는 분열
➡ 일치와 친교의 정신보다는 경쟁, 권력과 통제의 추구
➡ 인간적 온기와 대화보다는 역할과 특권에 관심

두 가지 패러다임

치유의 기술은 다음의 진리를 인식하고 통합하는 것을 바탕으로 삼는다.

- 모든 환자 안에 의사가 있다
- 모든 의사(또는 간호사, 또는 원목자 등) 안에 환자가 있다

모든 도움 제공자는 모든 인간이 그렇듯이, 한계와 부족함과 상처와 실패를 안고 있다.

이러한 지혜에 비추어 환자를 도울 때, 임상적 접근보다 더욱 인간다운 접근을 할 수 있을 것이다.

다음으로 장기 치유 과정에서는, 모든 환자 안에는 의사가 있다는 인

식이 있다. 환자는 육체적, 심리적, 영적으로 다양한 자원을 지니고 있다. 이러한 치유 자원을 의식적으로 북돋움으로써 환자의 회복에 이바지할 수 있다.

도움 제공자를 돕기

원목자의 과제 가운데 하나는 의료진을 사목적 관심의 특별한 대상으로 여기는 것이다.

최근에는 환자의 평균 병원 체류 기간이 상당히 단축된 만큼, 의료진에게 더 많은 시간을 쏟는 것이 우선 과제가 된다. 원목 사제가 그들의 직업적, 인간적 관심사에 사랑으로 관심을 기울이는 만큼, 그들이 환자에게 제공하는 봉사의 질이 몇 배로 높아질 것이다.

볼로냐Bologna 의대의 선구자인 의사 무씨 박사Mussi(1841-1932)의 메시지는 환자의 요구와 돌봄 종사자의 사명을 세 가지 핵심 단어로 종합하고 있다. "치유healing-돌봄caring-위로consoling"이다.

> 치유 받으러 오라.
> 치유 받지 못한다면 적어도 돌봄을,
> 돌봄도 받지 못한다면, 적어도 위로받으러 오라.

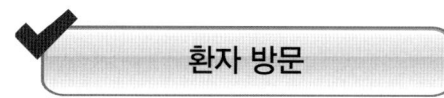

존스 씨의 사례

존스 씨는 46세이고, 영향력 있는 향수 회사의 부사장이다. 그는 매우 역동적이고, 유쾌한 성격의 소유자이다. 지금까지 승승장구하는 삶을 살아왔다. 결혼해서 아들 하나(18세), 딸 하나(15세)를 두었다.

그러다가 그는 2년 전에 탈진과 호흡 곤란으로 입원했다. 정밀검사 결과, 의사들은 수술을 결정했고 폐에서 종양을 발견했다.

외과 전문의는 존스 씨에게 폐의 종양은 제거했지만 안심하기 위해서는 혹시 모를 합병증을 막기 위해 방사선 치료와 화학 요법을 받아야 한다고 했다.

항암 치료를 받는 동안 그는 다른 환자들을 만났고 그들의 모습을 보며 몹시 불안해졌다.

몇 달 뒤, 그는 병세가 악화되어 다시 입원해야 했다. 추가 검사와 치료를 받았고, 치료의 부작용(탈모, 체중 감소, 메스꺼움)으로 고생하면서 매우 우울해졌다. 이따금 그는 자신의 건강 상태를 물어보고는 했다. 아내는 의사들을 믿고 긍정적으로 생각하고 하느님께 믿음을 두라고 격려하는 말로 그에게 대답하고는 했다.

얼마 지나자, 존스 씨는 친구들과 동료들이 찾아오면 피곤하다며 그들의 방문을 거절했다.

원목 사제가 두어 번 그를 방문했다. 시간이 흐르면서, 그의 상태를 호전시키려는 의사들의 노력은 도움이 되기보다는 고통이 되었다. 존스 씨의 상태는 날마다 나빠지고 있었다. 상태가 너무 나빠지자 그는 자신을 편히 죽도록 내버려 달라고 요청했다.

주치의는 존스 씨 아내의 도움을 받아, 의료진이 최선을 다해 돕고 있으니 절망하지 말라고 존스 씨를 격려하려고 애썼다.

동기를 잃어버린 환자는 곧 간호사들과의 협력도 중단했다. 그는 오로지 집에 가고 싶다는 뜻만 내비쳤다.

그가 극도로 쇠약해진 탓에, 다음에 예정된 집중 방사선 치료와 화학 요법은 연기되어야 했다.

그의 호흡 문제는 갈수록 나빠졌다. 결국, 아내의 요청에 따라 의사들은 그에게 삽관술을 하기로 했다. 사흘 뒤, 이미 의식이 없던 존스 씨는 중환자실에서 사망했다.

그룹성찰을 위한 질문

1. 이 사례에서 더욱 효과적으로 개입하기 위해서, 현재 가진 정보는 무엇이고, 어떤 정보가 더 필요한가?
2. 이 상황에서 찾을 수 있는 인간적 윤리적 쟁점들은 무엇인가?
3. 존스 씨에 대한 평가(그의 욕구, 감정, 자원)는 어떻게 내릴 수 있겠는가?
4. 존스 씨 부인에 대한 평가(그녀의 욕구, 감정, 자원)는 어떻게 내릴 수 있겠는가?
5. 이 사례에 관련된 전문가들(의사, 간호사, 원목 사제)의 태도와 행동은 어떻게 평가할 수 있겠는가?
6. 이 상황을 해결하는 데 가장 중요한 우선 과제는 무엇이라고 생각하는가?
7. 만약 내가 이 상황과 관련되어 있다면, 어떤 더 나은 절차를 생각해 볼 수 있겠는가?

방문에 대한 평가

이번 사례는 인간적 차원(나이, 성공, 결혼 여부, 부성, 질병, 관계, 두려움, 자아상, 상실, 소통, 집 등)과 윤리적 차원(의사-환자의 관계, 정보 획득과 의사 결정의 권리, 존엄, 고통 완화, 공격적 치료, 재택 임종 등)에 존재하는 여러 주제를 암시한다. 존스 씨는 한 회사의 부사장 직위에까지 오르면서 인생에서 성공의 사다리를 탔던 사람인데, 지금은 자신의 질병과 죽음을 관리하는 일에서 주체적 역할을 하지 못하고 있다. 남편을 잃을까 봐 두려운 그의 아내가 의학(의사와의 강력한 유대)과 신앙에 의지하면서 질병 퇴치라는 도전 과제를 좌지우지하고 있는 듯하다. 불행히도, 아내의 시도는 성공하지 못하고 남편은 중환자실에서 사망한다. 아마 훗날, 아내는 남편의 뜻을 존중해 주지 못한 것이나 자녀들과의 소통을 방해했던 것에 대해 큰 죄책감을 느낄 것이다.

아내가 자신의 두려움에 더 잘 대처하고 의사 결정권을 남편에게 맡기도록 돕기 위해서 무엇보다도 우선 아내에게 관심의 초점을 맞출 수도 있었을 것이다(의사나 간호사, 심리치료사, 원목 사제 또는 보건팀을 통해). 아니면, 존스 씨가 가족들과 열린 소통으로 위안을 얻고 가정완화의료의 도움을 받으면서 집에서 죽음을 맞을 수 있도록 허락하는 것도 이 상황을 다루는 한 방법이 될 수 있었을 것이다.

XI. 공동체를 위한 사목

모든 사람은 가정, 일터, 취미 동아리, 종교 공동체 등 적어도 하나 이상의 공동체의 구성원이다.

교회는 다음 차원에서 치유 공동체를 증진하는 특별한 사명이 있다.
- 병원 공동체
- 본당 공동체
- 더 넓은 전체 공동체

1. 병원 공동체

병원 안에 공동체가 존재하기 위해서는 다음을 증진해야 한다.
- **사목 팀**: 환자와 그 가족과 의료진의 인간적, 윤리적, 영적 요구를 돌보도록 적절히 훈련받은 성직자, 수도자, 평신도로 구성된다.
- **사목 위원회**: 인간적인 병원 환경과 병원 환경의 복음화를 위해 기꺼이 협력하고자 하는 동기를 지닌 전문가, 자원봉사자, 종교인으로 구성된다. 보건 인력의 윤리적 영적 양성, 전례적 종교적 활

동, 궁핍한 이들을 위한 애덕과 연대의 계획들, 환자와 가족과 의료진을 위한 창의적 취미 활동 등과 관련한 계획들을 통해 활동이 이루어진다.
- **교회 일치 및 종교 간 협력**: 다양한 신앙이 공존하는 환경에서는 종종 공동 직무, 상호 배움, 차이에 대한 존중이 필요하다.

2. 본당 공동체

본당 차원에서 치유 공동체를 구성하는 데에는 다음이 필요하다.
- 고통받는 본당 구성원들을 돌보는 사명에 대해 본당 공동체의 인식을 일깨운다.
- 환자를 방문하려는 의향과 동기를 지닌 개인들(교리교사들, 자원봉사자들, 평신도 사도직, 성령 운동 단체 등)을 찾아내고 훈련하며 관리한다.
- 재가 노인과 장애인들을 돕는 일에서 의료진과 협력한다.
- 어렵고 힘겨운 시간을 겪는 가정들을 지원한다.
- 환자들을 위한 사목 계획들을 수립한다.

이러한 목표는 본당의 다양한 자원들을 통해 실현할 수 있다.
사목적 차원에서는, 더욱 참된 치유 공동체를 위해 다음의 인적 자원을 동원한다.

- 가정
- 이웃
- 사제/수녀
- 부제
- 성찬 봉사자
- 교리교사
- 자원봉사자
- 청년

- 환자 자신

구조적 차원에서는, 다음과 같은 자원들을 활용할 수 있다.
- 지역 병원 또는 진료소
- 요양원
- 호스피스 병동 또는 완화치료센터
- 종교 공동체
- 협회(전문가협회 또는 환자들을 위한 협회)
- 지원 단체
- 프로젝트 그룹
- 경청 센터
- 학교

사목자가 공동체로 하여금 연대의 정신을 증언하도록 참여시킬 수 있는 구체적 방법들은 아래와 같다.
- 설교와 교리교육을 통해 건강한 이들의 의식을 일깨운다.
- 재가 환자와 노인, 장애인 인구 조사를 시행한다.
- 환자 방문과 자원봉사자 훈련 및 감독에 전문 돌봄 인력을 참여시킨다.
- 건강 문제와 윤리 문제에 관한 정보성 회의를 활성화한다.
- '익명 알코올 중독자 모임', 유가족 모임, 암환우 지원, AIDS 모임, 장애인 모임 등의 지원 프로그램들을 만든다.
- 청년과 성인을 대상으로 건강과 병약, 죽음과 상실에 관한 양성 프로그램을 개발한다.
- 병자성사를 공동체에서 거행한다.
- 정보 공유, 협의, 다른 단체 및 기관과의 협력 활동을 위한 네트워크를 설립한다.

전체 공동체: 세계 병자의 날

건강과 건강 관련 도전의 세계를 바라볼 때, 교회와 사회 전체 차원에서 가장 폭넓은 영향력을 발휘하게 된 계획은 1992년 교황 요한 바오로 2세가 선포한 **"세계 병자의 날"** 기념이다.

서로 방식과 속도와 정도는 다르지만 모든 나라가 이 행사의 정신에 참여하게 되었다. 교황의 지향에 따르면, 세계 병자의 날은 다음과 같은 목적을 지닌다.

- 환자를 사랑으로 돌볼 수 있도록 그리스도교 공동체와 시민 사회, 의료 기관의 의식을 일깨운다.
- 환자들이 고통의 체험을 긍정적 사건으로 변화시킬 수 있도록 돕는다.
- 보건 사목 활동에 교구와 그리스도교 공동체, 수도회들을 참여시킨다.
- 자원봉사자 활동의 소중한 헌신을 증진하고 높이 평가한다.
- 보건 종사자의 영적, 도덕적 양성의 중요성을 강조한다.
- 환자들 곁에서 일하는 이들과 사제들이 아픈 이들을 도우라는 그리스도교의 명령을 더 잘 이해하도록 돕는다.

세계 병자의 날은 일 년 중 하루에 그치는 기념일이 아니라, 해마다 주교회의나 전국 차원의 보건 사목 계획 조정자들이 정하고 여러 주, 여러 달에 걸쳐 마련한 특정 주제를 중심으로 준비 과정을 거친다.

세계 병자의 날은 또한 그 자체로 보편 교회 안에서 일치의 표징이 되기 위한 것이기도 하다. 모든 교구와 본당은 교회가 보건 세계 속에서 더욱 치유의 현존이 될 수 있게 돕는 일련의 프로그램들과 계획들을 함

XI. 공동체를 위한 사목   129

께 발맞추어 따라가도록 초대받는다.

세계 병자의 날을 통해 기념하는 주요 주제 네 가지가 있다.
- ➡ 환자들의 요구를 사람들에게 알리고 인식을 일깨운다.
- ➡ 건강과 질병과 죽음에 관련된 쟁점들과 관련하여 문화적 변화를 촉진한다.
- ➡ 환자들을 위한 전례와 예식을 활성화한다.
- ➡ 환자들을 위한 사목 계획들을 장려한다.

세계 병자의 날 행사가 단순히 전례적 행사로 여겨지거나, 미사나 병자 성사 집전으로 축소되지 않도록 주의해야 한다. 그것은 이날이 지닌 본래의 정신에서 환자들을 위한 교회적 사회적 태도를 심화하는 창의적 힘을 앗아가는 일이 될 것이다.

HIV/AIDS: 공동체와 사회적 과제

오늘날 세계를 위협하는 주요 과제 가운데 하나가 HIV/AIDS의 급속한 확산이다. 이는 모든 대륙에 영향을 미치는 문제이지만, 특히 아프리카에서는 더욱 심하다. 아프리카에서 이 질병은 더 넓게 퍼져 있다.

용어의 정의
- ➡ HIV(인간 면역결핍 바이러스): 면역 체계 세포들을 감염시키는 바이러스다.
- ➡ AIDS(후천성 면역결핍 증후군): HIV 감염의 최종 단계로, 면역 체계가 완전히 파괴되어 신체가 일상적 감염에도 맞서 싸울 수 없는 상태가 된다.

HIV/AIDS의 몇 가지 증상은 다음과 같다.
- 림프샘이 부음
- 목이 따가움
- 열
- 체중 감소
- 피부가 갈라짐
- 피로

이 질병은 다음과 같은 여러 차원에서 문제와 과제를 제기한다.
- 의학적
- 문화적
- 사회적
- 윤리적
- 경제적
- 종교적

HIV/AIDS가 전달되는 방식에 관한 근거 없는 믿음이 있다.
- 모기한테 물려서
- 감염자와 음식을 함께 먹거나 감염자가 만진 물건에 손을 댐으로써
- 주술이나 미신을 통해
- 에이즈 환자와 신체 접촉을 함으로써

실제로, HIV/AIDS는 다음을 통해 전파된다.
- 감염자와의 성관계
- 마약 사용자들 사이에서 오염된 주삿바늘의 공동 사용
- 수혈
- 소독되지 않은 피어싱 도구

➡ 노출된 상처

HIV/AIDS에 대한 반응

이 질병을 진단받은 이들이 흔히 보이는 반응은 다음과 같다.
➡ 부정
➡ 체념/수동성
➡ 비난
➡ 자기연민/움츠러듦
➡ 알코올 소비 증가
➡ 타인에 대한 분노(문란한 행동)
➡ 자살에 대한 생각 또는 시도
➡ 영적 회심

HIV/AIDS 신난은 다음에 관한 중요한 쟁점들을 제기한다.
➡ 성(그 목적과 의미)
➡ 사회적, 종교적
   - 태도
   - 반응
➡ 죽음
   - 죽음에 대한 예상
   - 작별 인사
   - 남겨진 기억들
   - 미래의 운명

HIV/AIDS 감염자/환자에게 자주 보이는 사회적 태도들은 다음과 같다.

- 전염에 대한 두려움
- 거부
- 고립
- 차별
- 가족들의 난처함/부끄러움

언어로 표현되거나 표현되지 않는 종교적 태도들은 다음과 같다.
- 심판
- 잘못된 행동에 대한 하느님의 벌
- 수용과 연대의 표현
- 회개로의 부르심

가정과 교회, 의료 기관, 학교와 대중 매체는 HIV/AIDS의 비극적 영향에 대응하고 협력하도록 부름을 받는다.
- 관심을 일깨운다. 특히 가장 취약한 집단을 그 대상으로 삼는다.
- 학교와 교회, 대중 매체에 정보를 전파한다.
- 행동의 변화를 촉진한다.
- 자발적 상담과 검사를 위한 센터들을 세운다.
- 질병의 속도를 늦출 수 있도록 항레트로바이러스 치료제를 제공한다.

사목적 개입

1. 현존하기
   (자존감을 갖고 하느님께서 가까이 계심을 느낄 수 있게 돕는다)
2. 대화 촉진
   (환자들이 자기의 생각과 두려움과 요구를 나눌 수 있도록 한다)
3. 적극적 태도를 북돋우기
   (병마와 싸우고, 잘 먹고, 치료에 협력하고, 기도하도록 이끈다)
4. 지속적 지지를 보내기
   (환자와 가족들에게)
5. 성장을 확인해 주기
   (고통은 종종 성숙에 도움이 된다)
6. 슬픔/무력함을 받아들이기
   (경청/연대)
7. 화해를 촉진하기
   (하느님과 교회와 가족과 자기 자신과)
8. 영적 위로를 주기
   (기도, 병자성사를 통해)

 환자 방문

AIDS로 죽어가는 폴린

폴린은 열과 기침에 시달리며 서서히 스러져가고 있다.

폴린은 36세이고 아홉 살, 일곱 살, 다섯 살 된 세 아이의 엄마이며 우간다에 살고 있다.

집에서 어머니의 도움을 받고 있지만, 몸이 매우 쇠약해졌고 몸무게는 40㎏ 정도밖에 나가지 않는다.

남편은 2년 전에 AIDS로 세상을 떠났다.

일곱 살짜리 딸도 건강에 문제가 있다.

폴린은 아이들을 위해서 병과 싸우고 있지만, 자신의 상태가 날마다 나빠지고 있다는 것을 안다.

아빠도 없이 아이들만 남겨 놓고 갈 것을 생각하면 슬퍼진다.

언니가 자기 아이들을 돌보아 주었으면 하고 바라지만, 언니도 과부로 혼자서 두 아이를 키우고 있고 25㎞나 떨어진 곳에 살고 있다.

아버지의 음주가 신경 쓰이기는 하지만, 아이들은 조부모와 살게 될 것이라는 생각을 차츰 받아들이고 있다.

몸이 쇠약해져서 교회에는 나가지 못하고 있다. 성체를 분배하러 일주일에 한 번씩 교리교사가 방문한다.

이 교리교사는 폴린 가족에게 물질적 도움을 베풀도록 공동체 구성원들을 일깨우는 노력도 해 왔다.

폴린은 하느님께 아이들이 자랄 때까지만이라도 살게 해 주시라고 간청하고 있다.

그룹성찰을 위한 질문

1. 자신과 가족을 위한 폴린의 가장 큰 관심사들은 무엇인가?
2. 폴린이 느끼고 있는 감정들과 동원할 수 있는 자원들은 무엇인가?
3. 공동체는 폴린의 비극에 어떤 방식으로 존재하는가, 또는 부재하는가?
4. 그녀의 부모와 자녀들 앞에 놓인 도전은 어떤 것들인가?
5. 폴린이 죽음을 더욱 평화롭게 맞이하도록 도울 방법과 자녀들에게 작별 인사를 하도록 도울 방법은 각각 무엇인가?
6. 임종자들을 동행하는 일에서 어떤 태도를 기르는 것이 도움이 되겠는가?

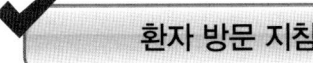 **환자 방문 지침**

다음 지침은 사목 일꾼들이 아픈 이들에게 위로와 영적 치유를 가져다주기 위한 실질적인 제안들이다.

- 환자의 이름을 알려고 노력하며, 환자들에게도 자신을 분명히 소개하여 방문자가 누구인지, 방문자의 역할과 방문의 성격은 무엇인지 알려주라.
- 환자가 사생활 보호를 요구하면 언제든 그 요구를 존중하되, 환자가 방문을 바랄 때는 환영한다는 신호에 응답하라. 온화하고 관대한 태도로, 환자가 자신의 내밀한 세계를 이야기하게 하라.
- 환자의 관심사들을 이해하기 위해, 언어적 비언어적 메시지에 주의를 기울이며 관찰하는 기술을 키워라.
- 환자가 대화를 주도하도록 하라. 환자가 자신에게 편한 방식으로 자신의 문제들을 말할 것이다. 너무 많은 질문은 대화의 방향을 잃고 환자가 대화에서 벗어나게 할 수 있다. 방문은 방문자에 관한 것이 아님을 기억하라.
- 환자의 요구와 당신의 요구를 구분하는 법을 배워라. 좋은 방문은 방문자의 요구가 무엇인지, 환자의 관심사는 무엇인지를 아는 능력으로 판별된다.
- 방문자 자신이 경험한 고통에 관한 이야기는 적절하거나 환자가 물어볼 때만 나눔으로써, 마땅히 환자에게 속한 영역을 침범하지 않도록 하라. 그러한 나눔은 적절히 활용된다면 상대방에게 위로가 될 수 있다.
- 환자의 감정을 조금도 변화시키지 말고 있는 그대로 받아들이는 법을 배워라. 치유 과정은 그들이 언어와 감정을 통해 표현되고

사랑으로 소중히 여겨지고 받아들여지는 것을 필요로 한다.
- 환자는 자신의 상황에 대한 통찰력을 얻을 능력이 있음을 믿어라. 당신이 온전히 이해하지 못할 수도 있는 문제들에 성급하게 해결책이나 제안을 내놓으려는 마음을 접어두어라. 지원을 아끼지 않는 관심이 이러한 통찰과 치유를 더욱 원활히 할 것이다.
- 질문은 의미 있는 교류를 자극하는 데에서 가장 비효율적인 방식일 수 있다. 분명, 개인적 질문은 절대 대화를 시작하는 좋은 방법이 아니다. 설사 불편하더라도 침묵하며 앉아 있는 법을 배워라. 그러한 순간들이 깊은 나눔으로 들어가는 문이 될 수 있다.
- 주제넘게 도덕주의적이거나 설교하는 어조를 피하라. 이것은 결코 도움이 되지 않으며, 환자의 마음을 혼란스럽게 할 수 있다. 성숙한 자의식을 반영하는 방식으로 처신하여, 환자가 가장 내밀하고 인격적인 문제들을 나누면서도 편안함을 느낄 수 있게 하라.
- 환자들은 자신을 치유할 수 있는 육체적 심리적 지적 사회적 영적 자원을 지니고 있음을 유념하면서, 환자의 문제들과 두려움, 희망에 세심하게 귀 기울여라. 방문자의 역할은 애정 어린 지지를 통해 환자들이 그러한 자원들을 끄집어내서 쓸 수 있게 돕는 것이다. 그것은 경청하는 마음에서 비롯하는 은총이다.
- 침묵을 소중히 여기는 법을 배워라. 침묵은 경청의 소중한 짝이다. 적절하다면, 특히 감정이 북받칠 때는, 쓰다듬거나 안아주는 것도 도움이 될 수 있다.
- 한 환자와 효과적인 관계를 맺으면서 대화에 다른 사람들을 끌어들일 수도 있음을 기억하라. 특히 다인실 환경에서는 더욱 그러하다.
- 분노한 환자가 자신이 처한 역경과 버림받았다는 느낌 때문에 하느님을 욕할 때 하느님을 옹호하려 하지 말아라. 하느님은 몸소 옹호하실 수 있을 만큼 충분히 크신 분이다. 그분은 당신을 옹호

하는 변호인보다는 당신의 상처 입은 피조물의 울부짖음에 귀 기울이는 협력자를 더 바라신다.
- "그건 하느님의 뜻이지요", "모든 게 다 잘될 거예요" 같은 틀에 박힌 말을 삼가라. 이는 환자의 현실적 관심사들을 무시하게 되며, 아무런 위로도 주지 못한다.
- 환자가 진지하고 위태로운 걱정들을 이야기하려고 할 때는 열린 태도로 임하되, 지금 일어나고 있는 현실을 대하기를 거부할 때는 부정의 선택지도 존중해 주어라.
- 성찰과 복음화를 위한 사목적 기회들을 창의적으로 활용하라. 방문자의 지향이 아무리 좋다고 해도, 사목 방문이란 자신의 영적 견해나 종교적 충실성을 다른 이에게 강요하는 것이 아님을 기억하라.
- 환자에게 위로와 치유가 될 때는 언제든 기도와 성사와 종교적 자원들을 활용하라.
- 환자기 피곤하거나 진정제를 투여했거나 극도로 불편하거나 상태가 심각할 때는 짧은 방문이 적절하다.
- 방문자의 목적은 환자의 문제를 해결하는 것이 아니라 고통에서 희망으로 가는 여정에서 길벗이 되어주는 것임을 기억하라.

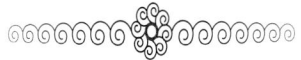

착한 사마리아인의 기도

주님,
친구들을 위하여 목숨을 내놓는 것보다
더 큰 사랑은 없다고 가르치셨으니,
저희의 사명은 인간의 고통 한가운데 현존하며
가능하면 언제든 그 고통을 덜어주는 것임을 깨닫게 하소서.
저희 눈을 열어주시어,
환자 한 사람 한 사람 안에서 주님의 얼굴과
주님의 현존을 알아보게 하소서.
저희 마음을 열어주시어,
저마다 사연과 문화와 종교를 간직한
모든 이의 고유한 가치를 소중히 여기게 하소서.
저희 귀를 열어주시어,
관심과 경청이 필요한 이들을 다정하게 받아들이게 하소서.
저희 마음을 열어주시어,
두려움이 있는 곳에 희망을, 슬픔이 있는 곳에 위로를 주게 하소서.
주님, 저희가 미소와 다정한 몸짓과 치유의 말로
복음을 증언하도록 도와주소서.
저희는 빛이 아니라
주님 빛의 반영임을,
저희는 사랑이 아니라
주님 사랑의 표현임을 깨닫도록 도와주소서.
아멘.

GUIDELINES FOR CREATIVE MINISTRY
THE ART OF CARING FOR THE SICK

창의적 보건 사목을 위한 지침
환자 돌봄의 기술

지은이 아르날도 판그라치 신부
옮긴이 가톨릭중앙의료원 영성구현실

초판 인쇄 2022년 9월 19일
초판 발행 2022년 9월 20일
발행 광연재/출판등록 1999년 11월 15일(제10-1858호)
e-mail: withcom@daum.net
값 12,000원
ISBN 979-11-5690-050-4 93510

서울대교구 인가: 2022년 9월 8일
성경 ⓒ 한국천주교중앙협의회, 2022.